中医湿热证探微

主编 ● 段晓东

郑州大学出版社

图书在版编目（CIP）数据

中医湿热证探微／段晓东主编. -- 郑州：郑州大
学出版社，2024. 12. -- ISBN 978-7-5773-0831-9

Ⅰ. R228

中国国家版本馆 CIP 数据核字第 2024LV2029 号

中医湿热证探微
ZHONGYI SHIREZHENG TANWEI

策划编辑	李龙传	封面设计	曾耀东
责任编辑	薛　晗　何鹏彬	版式设计	曾耀东
责任校对	张　霞	责任监制	朱亚君

出版发行	郑州大学出版社	地　　址	郑州市大学路 40 号（450052）
出版人	卢纪富	网　　址	http://www. zzup. cn
经　销	全国新华书店	发行电话	0371-66966070
印　刷	广东虎彩云印刷有限公司		
开　本	710 mm×1 010 mm　1 / 16		
印　张	13	字　　数	221 千字
版　次	2024 年 12 月第 1 版	印　　次	2024 年 12 月第 1 次印刷

书　号	ISBN 978-7-5773-0831-9	定　　价	138.00 元

前　言

　　湿热证是临床常见病证,不论内伤外感皆有。我临证十余年,日诊百余人,所历所见病人中竟有一半有湿热问题。且湿为阴邪,热为阳邪,相互搏结,难解难分,互相牵制,病情最为缠绵难愈,治疗难度极大。如何消灭病人康复道路上的这只拦路虎成为压在我心头的课题。

　　若恩师李士懋国医大师尚在人世间能点拨一二,这问题也就不再是问题了。可惜指路的明灯已经熄灭,我只能独自思考学习。对于此证,恩师在他的遗著《温病求索》中有所论及,并且曾撰写《薛生白湿热论求索》。他指出湿热病不独与伤寒不同,与温病也有较大差异,三者形成外感病三足鼎立形式。但李老同时指出,他的论述只针对外感湿温病证。关于内伤湿热病证,李老师的论述并不多,只散见于《冠心病中医辨证求真》等著作中。然而临床所见内伤湿热病亦不少。内伤、外感之湿热有何区别联系?治疗有无不同?有哪些常用方剂?临床又当如何决策方能取得疗效?

　　带着这些问题,兼承恩师溯本求源的治学态度,我开始了漫长的学习之旅,查阅古籍和名家论著并验之临床,向先贤要答案,向实践要办法,终有所获。恩师生前要求学生每三年交一份跟师心得,三个三年过去了,先师虽已仙逝,学生依然不敢怠慢。今把所学所悟撰著成册,一则用以感念恩师之教,二则以俟明者之指,以启后学之悟。另外需要说明的是,为了更忠实地传承中医经典,本书部分内容保留了原著所载计量单位,在实际应用中需注意单位的换算。

段晓东

书于香薷斋

2024 年 4 月

目 录

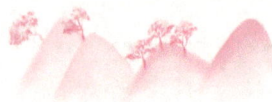

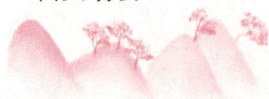

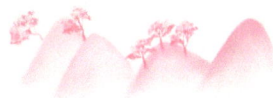

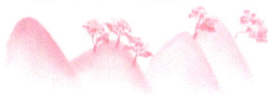

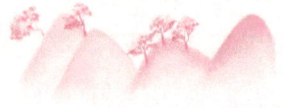

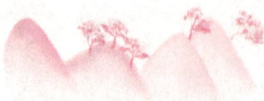

第一章
湿热证概论

湿热证是由湿邪所引起的,兼具"湿象"和"热象"双重特点的病证。环境变化以及人们饮食、生活方式的改变,使人体处于湿热气交中;大众偏嗜辛香厚腻饮食、情绪紧张、烟酒成癖、尚补风俗的泛化,使国民体质以形盛体实、郁火内生、湿热蕴积为主要特征。人体内环境的湿热状态与湿热外邪外感内应,发生相应连带反应,机体阴阳气血失调,湿热病证发生与流行逐增,疾病谱正被湿热病证大面积覆盖,如新发感染性疾病、肿瘤、代谢性疾病、呼吸系统疾病、泌尿系统疾病等,均可出现中医湿热证的临床表现,用湿热证的方药进行治疗,常能获效。因此,湿热病证的防治成为当今社会发展的急迫需求,亦是临床工作者及科研学者的关注与研究重点。

第一节　湿热与水

水是构成人体的基本物质之一,也是滋润濡养人体的重要能量。它是津、液、血、精、髓的总称。正常情况下,水液在脏腑与阳气协同作用下输布排泄,灌溉于全身内外,内营脏腑,外充肤肉,起着滋润濡养,成形化气的作用。多余水液及浊液废水则会通过汗、尿、便排出体外,从而维持机体和脏腑气化功能的正常运行。然水能载舟,亦能覆舟。病理情况下,津液潴留,凝聚于虚处,内伏于脏腑经络,外溢于肌肤筋骨,上逆于巅,下注于足,无处不到,不仅起不到滋润作用,反而阻碍气化,影响脏腑和机体功能,化生痰、饮、水湿而为患。故而将历代水液代谢病证合于一处，并参以己意，试论于后。

一、水的中医概念

脏腑气化功能失调或水道不通而至水气不化，水湿不行，流溢失序，沿三焦以为害，从而导致水肿、消渴、小便不利、呕吐、咳喘等各种水证的发生。

水证是水液在运行过程中出现异常状态，导致机体气化异常，脏腑功能障碍而引起的一系列病证。也就是说要想掌握水证，就必须对人体水液代谢和输布有所了解。

水在人体中有着特有的新陈代谢路径。《素问·经脉别论》对水的代谢循环有着比较详细的论述："饮入于胃，游溢精气，上输于脾，脾气散精，上归于肺，通调水道，下输膀胱，水精四布，五经并行，合于四时五脏阴阳，揆度以为常也。食气入胃，散精于肝，淫气于筋，食气入胃，浊气归心，淫精于脉，脉气流经，经气归于肺，肺朝百脉，输精于皮毛，毛脉合精，行气于府，府精神明，留于四脏，气归于权衡矣。权衡以平，气口成寸，以决死生。"

观《黄帝内经》之旨，饮食入胃，化生精气，精气分阴阳，阴者凉润，阳者温煦。阴名水，阳名火。水火之代谢，皆可用升降出入概括。升出为阳，水之所以能升能出是因于阳；降入为阴，水之所以能入能降则由于阴。下面我们将分别论述。

（一）水的升出运动（地气上为云）

在水的转运代谢过程中，升出运动必藉气之鼓荡。饮食中之水在胃腑化生为人体之津液，并在胃气作用下游溢而上，上输于脾，再假脾气上升之力上归于肺，在肺气宣发作用下布散于外。在这段运行过程中，津液的上升是被动运行。主动运行的是阳气。而水随气升就如"地气上为云"一样，是以无形状态运行的，这种状态下的水可称为水气。而水气的形成，除胃→脾→肺→表这条通路外，还有肾→膀胱→肝→三焦→毫毛这条通路。

肾受五脏六腑之精气而藏之，并在肝中一阳之气的疏散作用下形成少火，少火温煦膀胱中贮存的津液，并在肝的疏泄作用下，沿三焦向上、向外布散，最终外达腠理毫毛，也就是中医所说的"表"。这个过程在《黄帝内经》中描述为"肾合三焦膀胱，三焦膀胱者，腠理毫毛其应。"津液在上升的过程中滋养濡润了内脏和外在的各个组织器官。

除了这两条主要途径外,水气的形成和向上输布还有一条辅助途径,就是小肠丙火蒸腾肠中津液向上升至心肺。这就是我们所说的"小肠主液"。

在"地气上为云"的过程中,胃、脾、肺、肝、肾五个脏腑中的阳气及这五个脏腑的气化功能起着至关重要的作用。这五个脏腑对应的经气是水气四布的动力,若想水精四布,必须五经并行。

如果"五经"气化失调,则水的代谢不能顺利进行,流溢失序而病水气。如劳作时,人体的阳气会加强向外输出以满足劳作的需求,《黄帝内经》说"阳气者,烦劳则张"就是这个意思。而阳气的输出又带动了水气外出,这时人体就会有汗出。若此时受风,卫气不行,内不能入脏腑,外不能越于皮肤,则水亦因之而积,客于玄府,行于皮里,形成风水。若寒气克于皮肤之间,营卫停滞不行,同样可以引起水液停聚而为病。其他邪气阻遏亦然,皆可以使三焦不畅,蓄水而为病。这里所讲,是根据《黄帝内经》和《金匮要略》里水气病的论述总结出来的。《素问·水热穴论》曰:"液也,故曰至阴。勇而劳甚,则肾汗出,肾汗出逢于风,内不得入于藏府,外不得越于皮肤,客于玄府,行于皮里,传为胕肿,本之于肾,名曰风水。所谓玄府者,汗空也。"《金匮要略》则说:"脉浮而洪,浮则为风,洪则为气。风气相搏,风强则为隐疹,身体为痒,痒为泄风,久为痂癞。气强则为水,难以俯仰。风气相击,身体洪肿,汗出乃愈,恶风则虚,此为风水。"这两段经文都是在论述表之水气为邪所郁而致水气病。

脏腑之气化衰,五经之气不足亦可致水气病。如脾虚不运,则水停中焦,腹因之而胀满,脘因之而痞,甚则呕哕,胕肿。凡病水气者,阳不升而水湿停留于下,故多见下肢踝部浮肿,按之没指,古称跗肿。

(二)水的下降运动(天气下为雨)

水的升散运动是被动的,而水的降入运动则是主动的,是它的本性。水曰润下,水往低处流。

下行之水以肺胃为源头。当"地气上为云"之后,水在肺中停聚,形成水之上源。上源之水精借肺肃降之力下降为雨,转输至膀胱。为什么要转输至膀胱呢?因肺为华盖,其位最高,为清阳所居之所。水本至阴之物,其性润下,在高处不可久居。故须肃降转输至位置在下的膀胱,方可安居。上源之水降入膀胱的过程可视为"天气下为雨"的过程。

胃中之水精,则是直接转输到肝和心。入肝、心后,津液化赤而为血。

血在脉中运行,随脉流行一身。至脏腑或肌腠再出于脉外以营养各器官。而各器官又会将多余的水液下输到肾和膀胱以储存。

凡下行之水,不论源自于肺,还是源自于胃,抑或是其他脏腑,最后必归于肾。包括升散在表的水气,亦要随脉入于肝,归于肾。肾受五脏六腑之精气而藏之。当肝血、水气、肺水下归于肾后,在肾阳的作用下凝炼为精,并藏于肾。而肾精又会进一步凝练化生髓和天癸。天癸入于冲脉,排入胞宫,主司生殖。髓入于骨,与谷气之中"淖泽"之气(谷入气满,淖泽注于骨,谓之液)共同在骨中运行,助骨之生长。骨中之液又会排出于髎和骨分,注于关节而生液,注于九窍而生津,以营养润滑九窍及身体。髓在骨空中运行,并藏于脑,故曰:"肾主骨生髓,脑为髓海。"脑髓化生津液以营养滋润上七窍,并为耳聪目明提供坚实的物质保障基础。

水在随气升的过程中化生了水气,而在下行过程中化生了津、液、血、精、髓。

水气不升则病水气,水精不降则病痰饮。在水液下降的过程中,肺的肃降,胃的涡旋,肝的泄下和肾的封藏都起着关键作用。

水性走下,而高原之水流入于川,川入于海,塞其川则洪水泛溢。人身之水亦然,若胃中之水不能下行于肝,则走于肠间,沥沥有声而为痰饮,引发呕吐等病症;肺中之水不能下输膀胱,则停于肺而生痰饮,引发咳嗽等病症。

故凡水液在运行过程中由各种原因出现异常状态皆为水证。病理之水有三态:一曰湿,二曰饮,三曰痰。弥散者为湿,汇聚者为饮,凝结者为痰。故曰:痰饮水湿其本一源,但形质有别,当分而论之。

第二节　湿邪产生与致病

一、湿的概念

"湿"本来写作"溼",现代人《第一批异体字整理表》将"溼"作为湿的异体字给淘汰了。"湿"字本读作 tà,是古水名,在今山东境内。而表示潮湿的"溼"字左部是水;右部为"绝"的古文,像丝的绝断。《说文解字》注:"溼,幽溼也,覆土而有水。"幽溼是渗湿的意思,是覆土而有水,水多但是并没有形成水流。所以用"淫"表示沾了水或含水分多。中医则用湿邪指代人体之内多余的水液，即我们通常所说的水湿，它有内湿和外湿之分，是水液代谢异常状态的一种，水多，但不成流，弥散而无形。

湿邪属于阴邪，具有重浊黏滞，其性趋下的特点。无论是从外界感受还是因体内水液运化失常而形成的湿邪，侵犯人体后，都会导致气机不畅，进而引起身体困重、肢体酸痛、汗出胸痞等表现。故将湿邪致病称为湿淫证。

二、湿的产生

人本赖水以生，然利害相生，福祸相随，水能生万物，亦能害万物。人因湿而病，往往有内生外感两途。所谓内生者，一饮一食流通稍有未利，内湿即生。所谓外感者，川泽雨露可乘虚而入。

根据其形成的原因，湿邪可分为外湿和内湿两种。外湿是外界湿气侵入人体而成，"凡致病具有重浊、黏滞、趋下特性的外邪，称为湿邪"，是祖国传统医学外感病因"六淫"之一。内湿由人体自身产生，多由脾脏运化水湿、输布津液的功能障碍，导致水湿停聚而形成的一种病理状态。湿为长夏（指夏秋之间，约大暑至秋分前一段时间）主气，长夏季节最容易形成湿邪。但是因为外湿侵入人体的途径较多，且由于个人生活习惯、地域、体质等不同易内生湿邪，因此湿邪四季均可以发生。

（一）时令之湿

《阴阳大论》云："春气温和，夏气暑热，秋气清凉，冬气冰冽，此四时正气之序也。"万物沉浮于生长之门，随着四时的变化更迭，万物也不断发生着生、长、化、收、藏的变化。人生天地之间，必须随着气候的转变而调节适应，才不致受到六淫的影响而发生疾病。若摄养不当，阳气外泄，四时不正之气便可乘虚而入。

湿为土气，甚于长夏而兼主四时。故四时皆有时令之湿。春分以后，秋分以前，少阳相火，少阴君火与太阴湿土合行其事，天气本热，又载地之湿，以无形之热蒸动有形之湿，人在其中无处可避，故多病湿热。秋分以后，春分以前，天寒气冷，人则亦病寒湿，侵损而害也。

《黄帝内经》言秋伤于湿而不言秋伤于燥，何也？秋令本燥，然长夏多湿，夏末秋初，湿土之气未退而秋肃之令已行，秋气收敛，湿土之气随之而入则病湿。

非其时,而有其气,则人病疫。如冬时过暖,至盛夏湿土之气不退,污秽之气与热交蒸,或入汗孔,或入口鼻,毒不得发而为病,老幼无分,感则为病,则为湿疫。

(二)水谷之湿

人与天地万物皆由阴阳二气化生而来,所异在于秉受多少。天食人以五气,地食人以五味,以其同也。五谷饮食入胃化生精气,谷气注于骨,谓之液,入于心肝化赤而为血,注入腠理谓之津,藏于肾者谓之精,名虽异,实则同。在其流行运转之中稍有阻碍,流行不通,则化湿浊。如脾阳不足,不能运化水谷而生湿;又如肝气郁结,疏泄失司而生湿;再如肺气宣肃,水道不通亦生湿。而饮食物中甘腻酒酪之品最宜助湿,在阳旺之躯胃湿恒多,在阴盛之体脾湿亦不少。

(三)雨露川泽之湿

雨露之属,天之湿也。人行于雨中雾里,元气不亏者尚能抵挡,元气稍虚,雨露之湿则侵入人体,由毛窍而走经络,由口鼻而入脏腑,从而致病。雨露之湿从外而感,易从上入,多伤脏。

川泽之水,地之湿也,多从下受。踏水而行,或在湿地作业,湿从足腿而入,阻滞经脉,客于筋骨之间而致大筋挛短,小筋弛张,骨节疼痛,而生痿痹之证。

(四)劳汗当风或汗出浴水

劳则汗出,汗为津所化,若汗出遇风,风行于里,则汗随风入,流行于经络之中,郁而不生,生湿化饮而病。劳则腠理开,汗出浴水,水从表入亦可病湿。

(五)脏腑之湿

脏腑本为运水藏水之所,若气虚不运或脏腑功能失调,三焦不畅则又成为水停所辖之所。其中阴随阳升之处多化为湿,阳从阴降之处多化为饮。故言"人之身,气有余便是火,气不足便生水"。脏腑之湿,多为气虚不运之湿。凡肺脾肾肝等脏腑气虚不能助水液升腾,则会导致水液停滞而化生内湿。作为水液代谢的病理产物,内湿虽与肺、脾、肾等脏腑密切相关,但与脾的关系最为紧要。《至真要大论》曰:"诸湿肿满,皆属于脾。"薛生白说:"湿热病,属阳明太阴经者居多。"吴鞠通言:"湿温较诸温,病势虽缓而实重,上焦最少,病势不甚显张,中焦病最多,详见中焦篇,以湿为阴邪故也,当于中焦求之。"故湿邪恒以脾胃为中心。

随着生活方式的改变和生活质量的提高,人们的饮食结构、工作环境,生活状态也在发生着变化。现代生活的快节奏往往导致人们饮食不节,午餐快吃,急急忙忙,暴食快食导致脾伤不磨,胃伤不运,不磨不运,则湿从中生。而到了夜晚,为了犒劳忙碌一天的自己又以肥甘厚味作为奖励,这样脾胃不堪重负,胃失和降,脾失健运,湿滞内生。这就是《素问》所说的"饮食自倍,肠胃乃伤"。

同时随着科技的进步和物质条件的提升,家家有了汽车等代步工具,而工作又多以脑力工作为主,久坐少动已成通病。体育活动和体力劳动的减少,使人体气血长期处于停滞状态,气血运行不畅则水运不行而生湿。

中西文化交流加强,中国人的饮食结构也在发生着变化,比如面包、奶油、饼干、糖,这些甜食都是化湿的主要来源。加上饮食不规律,工作压力大,情志不畅,肝气郁结,三焦不畅就极易生湿。

综上,华食而不劳埋下了生湿的祸根,因此现代人病湿者更多。

三、湿邪致病的特点

湿邪最"伤人",生活中因为湿邪致病的大有人在。但是很多人却因为不了解湿邪引发疾病的特性,没有正确处理病症,从而延误病情,引发更多或更严重的疾病。湿邪致病的特点要从湿邪本身的特性说起。

首先,湿邪属阴,侵袭人体后容易损伤人体阳气,阻遏阳气的正常运行。如湿邪居于头面,阻遏清阳,可以引发头晕、头昏重。湿邪停留在胸膈部位,则容易出现胸闷。若湿邪停聚于中焦,则易困脾,致脾升清降浊功能被遏制,清气不升,浊气不降,所谓"清气在下,则生飧泄;浊气在上,则生膜胀"(《素问·阴阳应象大论》),容易引起腹胀腹泻、恶心呕吐、大便不爽等。湿邪若停留下焦,气机(指人体内气的升降出入运动)不利,就会出现小便短涩等。其次,湿邪具有重浊的特点,重为沉重、重着,浊为垢浊、秽浊。若侵袭肌表,清阳受阻不能达于体外,则会出现周身困重、四肢倦怠、头重如裹、湿疹疮疡等;若湿邪停滞于经络关节,会引起关节疼痛、酸重等;湿邪在上,会出现头面油腻、多垢;湿邪在大肠,容易出现大便稀溏、腹泻、泻痢等;湿邪下注引起小便浑浊,男性阴囊潮湿,女性白带过多等。

湿邪还具有黏腻、停滞的特性。一是指因湿邪导致的疾病具有黏腻、滞涩的表现,如大便黏腻不爽、小便滞涩,女性带下黏滞等;二是湿邪引发的疾病发病较慢但病程较长,经常反复发作或久治不愈,比如湿痹、湿疹等。"伤于湿者,下先受之"(《素问·太阴阳明论》),因为湿与水属于同类物质,因此湿邪侵袭人体后多有向下聚集的趋势,加之其重浊的特性易于向下行。因此湿邪致病,多从下部开始,比如水肿、泄泻、下痢、带下病、尿浊等。

另外,湿邪的兼容性很强。因为长夏气温较高而且雨水较多,湿气很重,而湿是长夏的主气,所以湿邪易夹杂温热形成湿热(温),可以引发湿热(温)病。主要表现为由畏寒开始,逐渐发展为只觉发热而不畏寒,口渴但没有饮水的欲望,胸膈痞闷,出汗不爽等症状。视所受湿与热的程度,可分为湿重于热、热重于湿、湿热并重三类,其临床表现各有侧重。若湿邪兼有风称为风湿,兼有寒称为寒湿,兼有暑称为暑湿。湿邪引发的疾病缠绵难愈,病程可长达数年或数十年,从而或直接或间接地诱发其他慢性疾病,如肥胖、心脑血管疾患、癌病、类风湿关节炎等。

综上,湿邪致病具有以下特点。

(一)湿性黏滞,易阻气机

与寒邪侵犯人体后与阳气形成对峙状态不同,湿邪侵犯人体,迅速渗入其间,与阳气相和,并阻碍阳气的运行,湿性黏滞重浊,阳气为之所困,致使气机不畅,经络不通,升降失常,导致湿邪致病后,留滞脏腑或经络某处的时间较长,缠绵难解,不易祛除,病情少有转变,病程缠绵日久。

(二)湿胜则阳微,湿邪最伤阳气

内湿或外湿侵犯人体后,并不与阳气直接对抗,而是渗透其间与阳气相和。湿气重浊黏滞,困阻阳气,使其不得发越,再以其阴寒之力损伤、消灭阳气,使阳气减少。这种对人体阳气的损伤,虽缓而实重,故曰:"湿胜则阳微。"

(三)黏滞缠绵,病情难愈

因湿性黏滞,易阻气机,气不行则湿不化,胶着难解,故湿邪为病,起病隐缓,病程较长,反复发作,或缠绵难愈。如湿温、湿疹、湿痹(着痹)等,皆因其湿邪难除而不易速愈,或反复发作。吴瑭《温病条辨·上焦篇》谓:"其性氤氲黏腻,非若寒邪之一汗即解,温热之一凉即退,故难速已。"

(四)重浊趋下

湿邪类水属阴而有趋下之势,故湿邪为病,多易伤及人体下部。如水肿、湿疹、脚气等病以下肢较为多见,故《素问·太阴阳明论》说:"伤于湿者,下先受之。"小便浑浊、泄泻、下痢、妇女带下等,多由湿邪下注所致。但易伤人体下部的病邪尚有寒邪,正如《灵枢·百病始生》所说:"清(寒)湿袭虚,病起于下。"

(五)湿为土气,每多兼夹

土生万物,木火金水皆在里藏,土贯四时,春夏秋冬,皆有附丽。湿为土气,亦多兼夹。

(1)夹风:湿性弥漫,风性善行,风湿两合,交济而病。湿得风助,则游行而入深,流窜而病广。风邪从阳而亲上,湿邪从阴而亲下,风邪无形而走外,湿邪有形而守中。上下内外之间,邪相搏击而恶风发热、头重身痛。

(2)夹寒:湿本泥滞,寒多凝滞,两阴相合,由湿生寒,由寒壅湿,寒湿缠绵,最伤阳气,最多结滞,聚而难散。寒湿相搏,太阳寒气在经,令人得被覆而向火,胸中寒饮结聚,阻碍气机则哕而胸满,小便不利。

(3)夹热:湿邪重浊,阻滞气机,热则炎上,湿阻则热聚,热蒸则湿横,湿热相合,如油入面,难解难分。自古以来,湿热证类最多且难,如臌胀、黄疸、噎嗝属湿热为患者多(湿热相和,疾病的性质已然发生变化且病情复杂多变,我们会另著一书专门论述,在本书不多赘述)。

(4)夹虚:湿邪为患,损伤正气。阳伤者,湿胜则阳微者是也;阴损者,邪水多一分正水少一分是也。又有因湿致虚,因虚生湿之不同。如胃中先有湿邪,以致纳食日消,生化乏源而形容枯槁,日见消瘦,是因湿致虚。若脾胃先虚,水谷不化,水湿不运则是因虚而湿,无论湿与虚,谁为标谁为本,皆当辨其轻重,权宜而治;虚多者治虚为主,少佐治湿;湿多者,祛湿为主,少佐扶正。

(六)湿性重浊黏滞

"重",即沉重、附着。"浊",即秽浊。"黏",即黏腻不爽。"滞",即停滞。

湿邪致病,常出现以沉重感及附着难移为特征的临床表现,如头身困重、四肢酸楚沉重并且附着难移等。湿邪外袭肌表,困遏清阳,清阳不升,则头重如束布帛,如《素问·生气通天论》说:"因于湿,首如裹。"湿邪阻滞经络关节,阳气不得布达,则可见肌肤不仁、关节疼痛重着或屈伸不利等,病位多固定且附着难移,称之为"湿痹"或"着痹"。

湿邪为患,易出现分泌物和排泄物秽浊不清的特征。如湿浊在上,则面垢、眵多;湿浊下注,则小便浑浊或滞涩不利、妇女白带过多;湿滞大肠,则大便溏泄、下痢脓血;湿邪浸淫肌肤,则可见湿疹浸淫流水等。湿邪黏腻停滞的特性主要表现在症状的黏滞性。湿邪为患,易呈现分泌物和排泄物黏滞不爽的特征,如湿热痢疾的大便排泄不爽,湿热淋证的小便滞涩不畅,以及汗出而口黏、口干和舌苔厚滑黏腻等。

(七)湿邪既可外感又能内伤

与饮和痰不同,湿邪既可内伤也可外感。

(八)湿邪致病常以脾胃为核心

湿为土气,脾胃五行属土,湿土同气,无论内湿还是外湿,皆易停滞脾胃。湿邪致病,常以脾胃为核心。

湿邪对人体的危害巨大而持久,而且湿邪形成的途径多种多样。因此,应当对湿邪给予足够的重视,从生活中的各个方面去防护,养成合理的生活习惯,调理纠正自身体质,改善室内环境,也可以借助科技、药物等手段,防止湿邪侵袭或尽早祛除体内湿邪,为自己的健康增添一份保障。

第三节 中医湿热证溯源

中医有关湿热证的理论和实践,源远流长。早在秦汉时期,随着中医基本理论体系的形成,有关湿热证的证、因、脉、治,即有载述,如《素问·生气通天论》云"湿热不攘,大筋短,小筋弛长,短为拘,弛长为痿",是把筋肉拘痿的原因归咎于湿热。《素问·六元正纪大论》云:"四之气,溽暑湿热相薄,争于左之上,民病黄瘅而为胕肿。"指出了湿热是黄疸、胕肿的主要病因,其发病与时令节气有很大的关系。《难经》更明确地将湿热所致的湿温病,列入广义伤寒的范畴,《难经·五十八难》说:"伤寒有五:有中风,有伤寒,有湿温,有热病,有温病。"揭示湿温是外感热病中的一个独立的病种,为后世深入研究湿温病开了先河。东汉时期,张仲景《伤寒杂病论》中虽无湿温病名,但有关湿热引起的病证及治疗,却不乏记载。如所论黄疸、痞、痹、疟疾、湿、呕吐、下利等病证,其辨证论治,每以湿热为着眼点,尤其是所创立的茵陈蒿汤、栀子柏皮汤、白头翁汤、葛根黄芩黄连汤、麻黄连翘赤小豆汤等方剂,为后世治疗湿热所引起的诸多病证,在立法处方遣药上建立了根基,影响深远。

宋元时期,对湿温的病因、症状、治疗和禁忌等论述,有了较大的进展。如宋·庞安时《伤寒总病论·伤寒感异气成温病坏候并疟证》云:"病人尝伤于湿,因而中喝,湿热相搏,则发湿温,病苦两胫逆冷,腹满又胸,头目痛,苦妄言,治在少阴,不可发汗,汗出则不能言,耳聋,不知痛所在,身青而色变,名曰重喝,如此者医杀之耳。"又云:"治湿温如前证者,白虎汤主之。"朱肱《类证活人书》则以白虎加苍术汤治之,湿热两顾,较之单纯用清热之白虎汤,更为对证。金元时期,名医辈出,对湿热证有进一步阐发,如刘河间倡"六气化火"之说,认为湿为土之气,因热而怫郁,不得宣行,停滞为患,并创立天水散(滑石、甘草)等方,开清热利湿之法门,效验多多。

这里值得一提的是,朱丹溪秉承了《黄帝内经》的旨意,结合自己的临证经验,认为"六气之中,湿热为患,十之八九",确是对《黄帝内经》湿热证病因说的重大发展。对于湿热为病,朱丹溪认为可涉及外感、内伤诸多病证,如《丹溪心法》认为痢的病因:"赤痢乃自小肠来,白痢乃自大肠来,皆湿热为本。"吞酸的病因,指出"吞酸者,湿热郁积于肝而出,伏于肺胃之间"。对黄疸病因,尝谓:"疸不用分其五,同是湿热。"赤白浊的病因,认为"浊主湿热,有痰、有虚"。还强调"痿证断不可作风治而用风药",其发病关乎"湿热"。诸如此类,不一而足。朱丹溪对于湿热证的治疗,指出"凡下焦有湿,草龙胆、防己为君,甘草、黄柏为佐。如下焦肿及痛者,是湿热,宜酒防己、草龙胆、黄芩、苍术。若肥人、气虚之人肿痛,宜二术、南星、滑石、茯苓",对后世处方用药颇有启发。他创制的治湿热方剂二妙散(苍术、黄柏)及后人据此而衍化的三妙丸(苍术、黄柏、川牛膝)、四妙散(苍术、黄柏、川牛膝、薏苡仁)均是传世名方,足见其影响之深远。

明清时期,随着温病学说的不断发展和成熟,研究湿热证的医家,代有其人,成就卓著。如明·吴又可著《温疫论》,他所论述的温疫,尽管否定六淫为患,但从其主要症状"初起先憎寒而后发热,日后但热而无憎寒也。初得之二三日,其脉不浮不沉而数,昼夜发热,日晡益甚,头疼身痛"来看,酷似湿温初起阶段的临床表现。吴氏还指出:"疫之传有九……有但表而不里者,有但里而不表者,有表而再表者,有里而再里者,有表里分传者,有表里分传而再分传者,有表胜于里者,有里胜于表者,有先表而后里者,有先里而后表者。"其传变之多端,病情之淹缠,与湿温病颇相符合。特别是吴氏创制的达原饮一类方剂,用于湿温邪居膜原之证,亦甚恰合。

清代温病大家叶天士所著《温热论》(《温热经纬》将其更名为《叶香岩外感温热篇》),对湿热证阐发尤多,如说:"有酒客里湿素盛,外邪入里,里湿为合。在阳旺之躯,胃湿恒多;在阴盛之体,脾湿亦不少,然其化热则一。"对湿热证的成因和转化,作了深刻地阐述。特别是关于白痦及其与预后关系的论述,以及在治法上提出"渗湿于热下,不与热相搏""救阴不在血,而在津与汗;通阳不在温,而在利小便"等分消湿热,保津护阴和化气利湿等方法,对湿热证的治疗,很有指导意义,所创清热化湿的甘露消毒丹被临床广为应用。

与叶氏同时代的温病学家薛生白,他对湿热证更有研究,成就益彰,所著《湿热条辨》(《温热经纬》将其更名为《薛生白湿热病篇》),条分缕析地论述了湿热证的因、证、脉、治。其成就最为突出的是,明确提出了湿热证的发病机制是"邪由上受,直趋中道,故病多归膜原";病变部位"属阳明太阴经者居多,中气实则病在阳明,中气虚则病在太阴";其证"不独与伤寒(指狭义伤寒——编者注)不同,且与温病大异"。并以"始恶寒,后但热不寒,汗出,胸痞,舌白,口渴不引饮"作为湿热证的辨证提纲,执简驭繁,尤切实用。在论治上,薛氏根据病位之浅深,湿与热之孰轻孰重,以及邪正之消长等情况,制定了芳香宣透、清开肺气、辛开苦泄、苦温燥湿、清热利湿、清营凉血、生津养液、补益气阴等治法,用药颇中肯綮,堪称理、法、方、药比较全面的湿热证专著,被后世奉为诊治湿热证的圭臬,厥功甚伟。

继叶、薛之后,吴鞠通《温病条辨》对湿温病分三焦论治,详述上、中、下三焦各个阶段的主要临床表现及治法,创制了三仁汤、黄芩滑石汤、薏苡竹叶散、宣痹汤等不少名方,大大丰富了治疗湿热证的内容和方法,至此,湿热证的辨证和治疗已蔚成大观,后世始有绳墨可循矣。

王孟英是晚清著名的温病学家,他对湿热证也有深入的研究,尝谓"热得湿则郁遏而不宣,故愈炽;湿得热则蒸腾而上熏,故愈横。两邪相合,为病最多",清楚地指出了湿热证的病理特点。他还创制了"治湿热蕴伏而成霍乱"的连朴饮,后世师其法,效其方,治疗热重于湿之湿热证,效验显著。

《时病论》作者雷少逸是清代著名温病学家,他将湿热与湿温分为两个病种予以论述,在病因病机、临床证候和治疗方法上作了不少发挥,并创制通利州都法、宣疏表湿法、宣透膜原法诸方,很切合临床实用。

清代名医娄杰《温病指南》将温病分为"温热"(风温)与"湿温"两大类,强调在治法上只须细审温邪之兼湿与否,湿温二邪孰多孰少,区别用药。谢仲墨评价说:"娄氏此论,简明扼要,是温病治疗之大纲。"他还创制金蒲汤治"湿温神昏谵语,舌赤无苔者,邪传心包,化燥伤阴,内窍将闭也"。其组方合理,颇切实用,这是对吴鞠通邪入心包证用紫雪丹、至宝丹、安宫牛黄丸的补充,功不可泯。

金子久为清末民初的中医大家,他对湿温的诊治,亦积累了丰富的经验,阐述非常精辟。他在病因上曾说:"时在湿令,所感之气,名曰湿也;湿属有质,伤其清气,气郁化火,名曰温也。"在病机上则说:"大凡湿邪化热,谓之湿温,湿邪蔓延三焦,充斥营卫,外不得汗,内不得下,蒸腾之热,灼津伤液,多烦少寐,有痰无咳""湿为有形之浊邪,最能阻于气分,气郁邪郁,渐从热化,热炽蒸蒸,蔓延欠解,外攘酿热,内扰酿痰""湿为重浊之邪,最易害及肌肉,阻碍气血流行之所"。并说:"湿温为病,变幻不一,出于阳,有汗而不衰,入于阴,有下而不解,氤氲中焦,蒙闭气分……最虑者,湿热迷蒙不定,酝酿疹,不得不防。"可谓言简意赅,有一定的指导意义。

民国初期名医胡安邦《湿温大论》对湿温证的病因、病机、证候、治法作了详尽地阐述,尤为可贵的是,他提出了治疗湿温的七类要药。第一类辛凉解表药,共九种:豆卷、薄荷、紫苏梗、芥穗、牛蒡子、桑叶、蝉衣、桔梗、豆豉,用于治疗湿温初起表邪病症。第二类芳香利气药,共十种:藿香、厚朴、半夏、佩兰、枳实、陈皮、薏苡仁、杏仁、蔻仁、甘露消毒丹。此类药芳香化浊,利气化湿,是治疗湿温不可或缺之要药。第三类苦寒燥湿药,共六种:黄连、黄芩、山栀、黄柏、连翘、苦参。苦寒燥湿药用于湿温渴甚,舌苔垢腻,或白滑或黄滑之时。第四类轻清甘寒药,共六种:银花、竹叶、竹茹、荷叶、芦根、茅根。轻清甘寒药为清热之重要副药,湿温初、中、末三期,始终可以任用。第五类下夺逐邪药,共五味:大黄、芒硝、玄明粉、凉膈散、枳实导滞丸。湿温初起便闭者,或数日不通者,或腹满便溏而湿热胶滞者,皆当下夺宣达。第六类淡渗湿热药,共十二种:滑石、猪苓、通草、赤苓、泽泻、车前、茯苓、大腹皮、六一散、益元散、萆薢、茵陈。淡渗湿热药,能分利湿热。第七类养阴生津药,共十二种:石斛、生地、银柴胡、白薇、西洋参、北沙参、花粉、鲜首乌、青蒿、玉竹、地骨皮、麦冬。养阴生津药是阴虚发热之必要药,也是湿温病至末期,将瘥而未尽瘥,或邪去正伤之调养善后之补品。他还拟制了治疗湿温的传世名方辛苦香淡汤。现代中医学家秦伯未评价说:"语多中肯,法合应用;其辛苦香淡汤一方,取辛开苦降芳香淡渗之义,尤其匠心。"

民国初期又一名医叶熙春对湿温诊治经验宏富,见解独到。他强调湿温病的诊断应重视三辨,即辨舌苔、辨二便、辨白痦,确是抓住了要点。以辨白痦为例,他认为湿温见痦,始则见于胸项,粒少而疏,继则渐多渐密,遍及项背,中达四肢,方属邪透之兆。若痦点粒小而疏,仅见于胸次,兼见神倦、嗜睡、脉数无力等症者,多系正虚邪实,津气不足,无力达邪。痦点过粗过密,兼见胸闷躁烦,寤寐不安,口气秽浊,或便闭多日,或溏泄如痢,乃属里邪壅盛,出入升降之机窒塞,恐有昏昧痉厥之变。也有痦出不彻,胸宇痞闷,神倦嗜卧,渴不喜饮,便溏溲赤者,多属热为湿遏,气化不利,肺失宣泄之故。他治疗湿温,提出以宣肺、化浊、渗湿、清热为大法。宣肺常用豆卷、柴胡、葛根、蝉衣、芫荽子、牛蒡子、杏仁、淡豆豉、桑叶等;化浊常用郁金、鲜石菖蒲、连翘心、蔻仁、藿香、佩兰、安宫牛黄丸、牛黄至宝丹、紫雪丹等;渗湿常用米仁、滑石、芦根、竹叶、茯苓、通草等;清热常用连翘、黄芩、山栀、银花、知母、石膏、黄连、鲜生地、丹皮、犀角(水牛角代)、羚羊角等。其用药对后人启发良多。

中华人民共和国成立后,湿热证的临床和实验研究均有长足的进步。在临床上,运用湿热理论治疗流行性感冒、流行性乙型脑炎、流行性出血热、病毒性肝炎、细菌性痢疾、急慢性肠炎、泌尿系感染、盆腔炎、阴道炎、小儿夏季热、湿疹等诸多疾病,各地有不少报道,积累了丰富的防治经验。在实验研究方面,近年亦有所进展,如湿热证动物模型也已建立,为深入研究创造了有利条件。湿热证的微观病理变化逐步被揭示,检测方法和指标亦有新的发现,这对于湿热证证候的客观化、规范化,无疑起到积极的促进作用。

特别是对治疗湿热证的有效方药,诸如茵陈蒿汤、八正散等,做了现代药理研究,探讨其作用原理,并取得了可喜的成果。在科学技术发展日新月异的今天,随着中西医结合和中医现代化逐步深入,湿热证的研究前景十分广阔。

第四节　湿热疾病预防

预防是指在疾病发生前采取方法和措施以防止疾病的发生。预防对控制湿热疾病的发病及流行具有重要意义。早在两千多年前的《黄帝内经》中就已记载了关于预防疾病的思想,历代医家也在重视环境卫生、注意个人卫生、保持饮食卫生、除害灭虫、避邪隔患、药物预防、接种免疫等方面创造性地采取了一系列预防温病发生、流行的积极有效的措施。具有中医中药特色的预防温病的方法包括培固正气,增强体质;及时诊治,控制传播;预施药物,防止染病等。

一、培固正气,增强体质

《黄帝内经》中明确提出:"邪之所凑,其气必虚。"所以增强人体正气,就可以提高机体抗御温邪入侵的能力,从而使温邪不能侵犯人体,或即使感受了温邪也不会发病,或病情较轻微,易于治愈、康复。培固正气,增强体质的方法甚多,以下列举几个方法:①锻炼身体以增强体质。如气功、太极拳、五禽戏、八段锦、保健按摩及其他的武术运动等,均可提高自身防病抗病能力。②顺应四时气候变化。人类生存在自然界中,与自然条件息息相关,所以在日常生活中,应根据季节的变化和气温的升降,合理安排作息时间、及时增减衣被和调整室内温度。防止因人体对温邪的抵御能力减弱而患病。③固护正气。避免过度劳作,还要注意保持心情舒畅,情绪稳定防止过度消耗正气。④注意环境、个人饮食卫生。应经常保持生活和工作环境的整洁卫生。养成良好的个人卫生习惯,不随地吐痰,饭前便后洗手。在饮食方面,不饮生水,不食用不洁及腐败变质食物等。

二、及时诊治，控制传播

对具有传染性的温病患者，必须早发现、早隔离、早诊断治疗，及时向有关防疫部门报告，使防疫部门能掌握疫情，采取相应观察、检疫、隔离措施。这不仅有利于患者及早得到诊治，早日治疗和恢复健康，同时也有助于及早控制疾病的传播，防止发生流行。

三、预施药物，防止染病

预施药物是指在温病流行期间，在一定范围里，对可能感染温邪的人群使用药物，以防止温病的发生与传播。目前使用较多的预防方法有以下几种。

（一）熏蒸预防

即用药物加温燃烧烟熏，或煮沸蒸熏。此法一般适用于以呼吸道为传播途径的温病预防。如在流行期间，用食醋按每立方米空间 2 ~ 10 mL 加清水一倍，在居室内煮沸蒸熏 1 h，主要用于流行性感冒的预防。又如采用苍术、艾叶等烟熏剂在室内燃烧烟熏，可用于腮腺炎、水痘、猩红热、流行性感冒等传染病的预防。

（二）滴喷预防

即用药物滴入鼻孔，或喷入咽部。此法一般也用于呼吸道传染病。如在流行期间，把食醋用冷开水稀释后滴鼻可预防流行性感冒、流行性脑脊髓膜炎等。或用白芷 3 g，冰片 1 ~ 5 g，防风 3 g，共研细末，取少量吹入两侧鼻孔，或放在口罩内任其慢慢吸入，也有一定的预防作用。又有在白喉流行时，用锡类散喷入咽喉部，有一定预防作用。

（三）服药预防

即用一味或多味中药煎服，或制成丸、散剂内服。如预防流感可选用金银花、连翘、野菊花、桉树叶、贯众、蟛蜞菊、黄皮叶等；预防流行性脑脊髓膜炎可选用大蒜、金银花、连翘、九里光、贯众、野菊花、蒲公英、鲜狗肝菜、鲜鬼针草等；预防流行性乙型脑炎可选用大青叶、板蓝根、牛筋草等；预防伤寒可选用黄连、黄柏等；预防猩红热可选用黄芩、忍冬藤等；预防麻疹可选用紫草、丝瓜子、贯众等;预防病毒性肝炎可选用板蓝根、茵陈等;预防痢疾可选用马齿苋、大蒜、食醋等。在使用时,可选其中一味或数味煎汤内服,每日1剂,连服2~4 d。

(四)食疗预防

在某些传染性温病流行期间,有目的地食用一些食物,有助于减少被感染或发病的机会。如食用大蒜,或用马齿苋加大蒜煎服,可预防痢疾及其他一些消化道的传染性温病。在流行性脑脊髓膜炎流行时节,每日食用大蒜5 g左右,也有一定的预防作用。如有白喉流行,也可食用甘蔗汁、胡萝卜汤等以预防。

第二章
湿热证病因病机及辨证诊治

第一节　湿热证病因病机

一、湿热证之病因

湿热病的外因是感受湿热之邪,它的发病,与时令、地域有着密切的关系。就时令而言,吴鞠通尝谓:"湿温者,长夏初起,湿中生热,即暑病之偏于湿者也。"王孟英也说:"既受湿,又感暑也,即是湿温。"盖夏秋季节,尤其是夏末秋初之时,气候溽暑,天之热气下迫,地之湿气上腾,湿热交蒸,人在气交之中,怯者着而为病。

因此,湿热病的发生和流行,有一定的季节性。但也有冒雨涉水,久卧湿地,致湿邪侵犯体内,郁久化热而病者,此亦不为时令所限,不可不知;就地域而言,东南地土卑湿,气候温热,常湿热交蒸,故湿热病发病尤多,朱丹溪有谓"六气之中,湿热为患,十居八九"。叶天士亦说:"且吾吴湿邪害人最广。"若从朱、叶两氏所处的地理环境和气候条件来讲,是颇合实际的。

值得指出的是,现代随着自然环境和人们生活条件的改变,如排放过多温室气体,导致全球气候变暖;生活和工作场所普遍使用空调,使人汗液排泄不畅,热郁体内,以及不良的饮食习惯,如嗜食肥甘、酒酪、炙煿之物等,均易招致湿热病的发生。有人曾进行过流行病学调查,发现西北地区湿热病的发病率亦有上升趋势,值得重视。

　　脾胃功能失健是湿热病发病的主要内在因素。凡饮食不节,劳倦过度,均可影响脾胃功能,使运化失职,水湿滞留体内,再遇外界的湿热之邪加临,最易罹患湿热病。薛生白对此有过精辟的阐述,他说:"太阴内伤,湿饮停聚,客邪再至,内外相引,故病湿热。"又说:"或先因于湿,再因饥劳而病者,亦属内伤夹湿,标本同病。"这种"内外相引""标本同病"的观点,深刻地阐明了湿热病的发病是内因外因联合作用的结果,而内因更是起主导作用,对临证很有指导意义。

　　在讨论湿热病的病因时,还应明确湿热合邪有其特异性。薛生白说:"热为天之气,湿为地之气,热得湿而愈炽,湿得热而愈横。湿热两分,其病轻而缓;湿热两合,其病重而速。"王孟英发挥说:"热得湿则郁遏而不宣,故愈炽;湿得热则蒸腾而上熏,故愈横。两邪相合,为病最多。"说明湿热合邪,热处湿中,湿居热外,在病情上较之单纯湿邪或热邪为患更为复杂、严重。证诸临床,湿热病往往病势缠绵,锢结难解,非若湿邪燥之能化,热邪清之能解,前人尝以"如油入面,难分难解"来形容其病情之复杂和顽固性。明确湿热合邪的上述特性,对湿热病的辨证和治疗至关重要。

　　湿热病邪,或有传染性,可造成疾病流行。明代喻嘉言曾明确指出:"湿温一症即藏疫疠在内,一人受之,则为湿温,一方受之,则为疫疠。"清代王秉衡《重庆堂随笔》说:"温病热病,湿温病,治不得法,皆易致死,流行不已,即成疫疠,因热气、病气、尸气,互相蒸发,即成毒疠之气而为疫。"张石顽也说:"时疫之邪,皆从湿土郁蒸而发,土为受感之区,平时污秽之物,无所不容,适当邪气蒸腾,不异瘴雾之毒,或发于山川原陆,或发于河井沟渠,人感触之,由口鼻入膜原,而疫病成矣。"以上三家对湿热病邪的传染原因、传染途径和散发或广泛流行情况以及病情的严重性,作了深刻的阐发,颇多远见卓识。需要说明的是,一些属杂病范围的湿热病证,并不具有传染性。

二、湿热证之病机

　　湿热病的病机,有以下几个特点。

(一)邪由口鼻而入,直趋中道,归于膜原

　　薛生白说:"湿热之邪,由表伤者,十之一二,由口鼻入者,十之八九。"说

明消化道是湿热病的主要传入途径，少数则从肌表侵袭。他还说："邪由上受，直趋中道，故病亦多归膜原。""膜原"之说始于《黄帝内经》，明代吴又可《温疫论》发挥最详，谓其部位"内不在脏腑，外不在经络，舍于夹脊之内，去表不远，附近于胃，乃表里之分界，是为半表半里"。薛生白继承了吴又可的理论，强调邪归膜原，提示湿热病邪既可发散于表而见湿热表证，又可内溃于里出现脾胃气分证，为阐明湿热病的发病机制提供了有力依据。

(二)病变重心在脾胃

薛生白谓："湿热病属阳明太阴经者居多。"何以故也？因胃为水谷之海，脾为湿土之脏，职司运化，若脾胃功能失健，不仅内湿易生，而且外湿也易侵入也。诚如章虚谷所注："胃为戊土属阳，脾为己土属阴，湿土之气，同类相召，故湿热之邪，始虽外受，终归脾胃也。"证诸临床，在湿热病的病变过程中，中焦气分证候往往持续时间最长，而脾胃功能失调证型亦最常见，充分说明湿热病的病变重心在脾胃，是有生理、病理学基础的。

(三)湿性黏滞重浊，易阻气机

人身气机贵于通畅，气机通畅则邪无容留之地且不易入，既入亦容易祛除，正如《金匮要略》所说："五脏元真通畅，人即安和。"盖湿为有形之邪，其性黏滞重浊，若侵入人体，最易阻遏气机，导致表里出入受阻，上下气机紊乱，于是诸症丛生。湿热病常症情缠绵，病程较长，究其原因，实与病邪阻遏气机，气血不能流畅，正气受困，抗邪能力受束缚有很大的关系。可见湿热病的病机，是以气机阻滞为基本特征。临证上治疗湿热病之所以重视通调气机，特别是注重开上、宣中、导下，原因即在于此。

(四)邪从湿化热化，随体质而定

对于体质与病邪从化的关系，《医宗金鉴》有段名言："人感受邪气虽一，因其形藏不同，或从寒化，或从热化，或从虚化，或从实化，故多端不齐也。"章虚谷也明确指出："六气之邪，有阴阳不同，其伤人也，又随人身阴阳强弱变化而为病。"这种"病之阴阳，因人而变""邪气因人而化"的观点，是中医发病学和病理学极为重视的。联系湿热病来说，薛生白有曰："中气实则病在阳明，中气虚则病在太阴。"说明由于个体体质之差异，中气盛衰之不同，决定气分证有两种不同的证型，即中气实者，阳气旺，湿从热化，病变则在阳明胃，表现为热重于湿；中气虚者，阳气不足，湿热之邪，则羁留太阴脾,表现为湿重于热。这足以证明邪气的从化及病机的转归与体质有着密切的关系。

(五)湿性散漫,蒙上流下,传变多端

由于湿性散漫,具有蒙上流下的特性,特别是湿热相合,热蒸湿动,湿热邪气极易弥漫全身,波及三焦。诚然,湿热病变以脾胃为重心,但中焦之湿热,既可熏蒸上焦,又可波及下焦,从而影响多个脏腑的功能,造成一身表里上下交相为患。湿热之邪的弥漫性,病变的广泛性,值得临证高度重视。

至于湿热病的传变,叶天士从卫气营血立论,初起邪在外表,卫阳被遏,多见卫分证;进而病邪由卫及气,脾胃因之受困,中焦升降失调,加之湿热之邪对脾胃各有其亲和性、黏合性,以致邪留气分的时间较长,叶氏所谓"其邪始终在气分流连者",即指此类证情。气分之邪不解,则湿热化燥伤阴,邪入营分,内陷厥阴,出现耗血动血,心神被扰,肝风内动等证。

薛生白从表里经络三焦立论,认为初起邪伤肌表,卫阳被遏,或邪客经络,络脉不舒,可出现湿热表证,但更多表现为邪阻膜原,三焦枢机不利的半表半里证。病邪留滞三焦,在上焦则肺气不开,心神被扰;在中焦则脾胃失运,气机郁滞;在下焦则膀胱气化不利,或肠失泌别清浊之职。湿热化燥,燔灼营血,内陷厥阴,则见营血分之证。迨至后期,由于正气虚衰,可出现阴虚阳亢的少阴热化证,或见脾肾阳虚之证;更有余邪未净,气阴未复,而见脏腑不和的种种征象。

吴鞠通创三焦辨证方法,以此阐述湿温病的病机和传变:上焦证以肺卫、经络受伤和包络蒙闭的病理变化为主;中焦证多系脾胃受困,升降失司;下焦证主要表现为膀胱、小肠或肝肾功能失常。

总之,湿热病的病机复杂,传变多端,临证当根据症情分析病理机转,掌握病变的发展趋势,更应知常达变,未可以温病传变的一般规律而印定眼目也。此外,湿热相合,胶结难解,以致病情缠绵难愈。

第二节 湿热证诊断概要

湿热病的诊断,与其他疾病一样,须以望、问、闻、切四诊所搜集到的信

息为依据,进行全面分析,综合研究,才能作出诊断。具体地说,主要应根据以下几个方面。

一、发病季节

夏秋季节,特别是夏末秋初,因气候炎热,雨湿较多,因此是湿热病的高发时期。但发生在其他季节具有湿热表现的疾病,亦可诊断为湿热病。

二、传染性

湿热病,部分具有传染和流行的特点,但是,一些属于杂病范围的湿热病证,并不引起传染和流行。

三、临床常见证候

湿热病与其他温病的临证表现有很大的不同,其常见的证候有以下几种。

(一)发热

大多表现为身热不扬,或午后身热,或热型稽留,汗出而发热不退。

(二)口渴

初起一般为口黏不渴,或渴不引饮。

(三)胸腹症状

常觉胸闷腹胀。

(四)黄疸

湿热引起的发黄,一般表现为面目肌肤黄色鲜明。

(五)躯体症状

多见全身困重乏力。

(六)二便情况

一般小便短少,尿色浑浊或黄赤;湿重者大便多偏溏,或胶腻而滞下不爽。湿温病有大便下血者,是病情危重的表现。

(七)食欲

胃呆少纳,或伴呕恶。

（八）脉象

薛生白谓："湿热之证,脉无定体,或洪或缓,或伏或细,各随症见,不拘一格。"临证一般以濡脉为多见。

四、特征性证候

一些特征性的证候,最具诊断价值,兹举例说明如下。

（一）舌苔

湿热病的诊断重在望舌,在辨别湿与热之孰轻孰重上尤有意义。舌苔腻是本病的必备条件,若湿重者,苔多白腻或厚白腻;热重者,苔多黄腻或厚黄浊腻,或黄褐如咖啡色。大凡病邪之轻重,病位之浅深,以及病势之转归,常在舌苔上明显反映出来,很有诊断价值,如薛生白《湿热条辨》根据"舌根白,舌尖红",便知湿渐化热而余湿犹滞;"舌白""舌遍体白",即断为湿浊极盛之象。

有人以湿热型咳嗽为例,认为辨舌于诊断最为重要。湿热型咳嗽常见的舌苔是白腻苔或黄腻苔,前者为湿热尚在卫分,后者为湿热入于气分。腻苔渐化为湿热邪气渐轻,腻苔渐厚是湿热邪气渐深。舌边尖无苔,其余部分是腻苔,为湿热尚盛,而阴液已伤;舌前半区光红无苔,后半区是腻苔,为湿热渐退,阴液已伤;全舌光红无苔,为湿热已尽,津液大伤。舌诊在湿热病证诊断和辨证上的重要性,于此可见一斑。

（二）白㾦

这是湿温病过程中特有的证候。白㾦的出现,表明氤氲气分的湿热有外透之机,乃佳象也。大多分布在颈项、胸背及腹部,其状宜晶莹饱绽,若白如枯骨,或干瘪无浆,为气液两竭,正不胜邪之象。吴氏将湿温病白㾦分为5种:①水晶㾦,凡晶光饱满乃病退之佳象;②干白㾦,㾦点极细,病多缠绵,为正邪相争,正不胜邪所致,大都在缠绵期,或误治过早滋阴,湿郁化热,郁蒸而发;③干叠㾦,又称枯㾦,是病久缠绵,元气极虚之征。此外还有披麻㾦和脓痘㾦,均是热极津伤,预后都属不良。

民国初期江南名医叶熙春对白㾦研究颇有心得,兹录之如下:白㾦系太阴(脾)湿热之邪与阳明(胃)腐谷之气相合而成。湿温见㾦,已非轻浅之症,多属中焦之候。见㾦者其邪必盛,㾦出者病乃渐解。中焦湿热需借上焦肺气之宣透得以化痦外达,故凡肺之气化、邪之轻重、正气之强弱,都是白痦的明晦、疏密、粗细及能否顺利外透的重要因素。阳明燥热多战汗而解,中焦湿温常化痦而愈。战汗与化痦都是里邪外达的良好转归。惟战汗多一战而轻,或再战而痓;湿温白痦外透常一日数潮,连透数日。随着痦点一再外透,身热渐减,病情渐爽,症情逐日好转。若痦出不彻又诸症不减者,多属里邪壅遏过盛,一时难以透泄,必然胸宇窒闷,懊怵不安,势将内闭,亟宜因势利导,疏解肺卫,使痦随汗透而渐愈。湿温见痦,始则见于胸项,粒少而疏,继则渐多渐密,遍及项背,中达四肢,方属邪透之兆。抑或痦点粒小而疏,仅见于胸次,兼见神倦、嗜睡、脉数无力等症者,多系正虚邪实,津气不足,无力达邪。若痦点过粗过密,兼见胸闷躁烦,痦痒不安,口气秽浊,或便闭多日,或溏泄如痢,乃属里邪壅盛,出入升降之机窒塞,恐有昏昧痉厥之变。也有痦出不彻,胸宇痞闷,神倦嗜卧,渴不喜饮,便溏溲赤者,多属热为湿遏,气化不利,肺失宣泄之故。

上述主要证候和特征性的临证表现,对于湿热病的诊断和辨证至关重要,必须明确。

此外,湿热病一般来渐去迟,表现为传变较慢,病势缠绵,病程较长,尤其是气分阶段持续时间较长,亦有助于诊断。

第三节 四诊在湿热证诊断中的应用

一、望诊

(一)望面部

1. 望面色

面色萎黄,多属脾胃气虚,气血不足;若面色黄而虚浮,则属脾虚湿蕴。面黄而肥盛多为胃中有痰湿。面目一身俱黄者,称为黄疸。其黄而鲜明如橘皮色者为阳黄,多由湿热蕴结所致;黄而晦暗如烟熏者为阴黄,多因寒湿困阻而成。面色㿠白虚浮者,则多属阳虚水泛。面色黧黑、晦暗,多属肾阳亏虚,为阳虚火衰,失于温煦,浊阴上泛所致。若眼眶周围发黑,多属肾虚水饮内停,或寒湿带下。白睛发黄为黄疸的主要标志,多因湿热内壅或寒湿内困所致。黑睛深层呈圆盘状翳障,障碍视力,为混睛障,可由湿热熏蒸所致。

2. 望面形

胞睑肿胀,目胞浮肿,如新卧起之状,皮色不变或较光亮,是水肿病初起之征象。面部浮肿,皮色不变,多见于水肿病。眼球突出(眼突)而喘属肺胀,多因痰浊阻肺,肺气不宣,呼吸不利所致。

3. 望五官

眼部赤脉胬肉,从眦角横布白睛,渐侵黑睛,为湿热壅盛、脉络瘀滞所致。眼生翳膜,斑翳生于黑睛,视物障碍,多由热毒、湿热、痰火所致。耳中肿痛,耳聋或耳流脓液多属肝胆湿热。

(二)望形体

1. 望体形

《素问·三部九候论》说:"必先度其形之肥瘦,以调其气之虚实。"正常人一般胖瘦适中,而体形肥胖者为"肉盛于骨"。若胖而能食,为形气有余;肥而食少,皮肤细白,少气乏力,是形盛气虚,常多痰湿积聚,即所谓"肥人多痰""肥人湿多"。

2. 望皮肤

皮肤水肿有阳水与阴水之分。阳水以肿起较速,眼睑、颜面先肿,继则遍及全身为特征,多由外感风邪、肺失宣降所致;阴水以肿起较缓,下肢、腹部先肿,继则波及颜面为特征,多由脾肾阳衰、水湿泛溢所致。白㾦为高出皮肤的小疱疹,大小如粟,形圆色白,透明晶莹,根部皮肤不变,擦破则有少许水液流出。其为感受温热加湿,湿郁卫分,汗出不彻而致。丹毒,赤色显于皮肤表面,如涂丹砵,边缘清楚,热痛并作。若红片中有黄白色细粒,大小不等,或流水浸淫,皮肤表面破溃,是火毒兼有湿热。

3. 望胸腹

胸廓前后径较常人增大,与左右径几乎相等,呈圆桶状,多为素有伏饮积痰,壅滞肺气,病久伤及肾气,肾不纳气,日久胸廓变形所致,见于久病咳喘之患者。腹部胀大,伴周身俱肿者,为水肿病,由肺、脾、肾三脏功能失调,水湿内停所致;若仅见腹部肿大,四肢消瘦者,为臌胀,多因肝气郁滞或脾虚,以致气滞水停血瘀。

4. 望肢体

肢体肌肉萎缩,筋脉弛缓,软弱无力,甚则痿废不用,多见于痿病,可由湿热浸淫,或脾胃虚弱所致。四肢关节肿胀,灼热疼痛者,多由湿热郁阻经络,气血运行不畅所致,常见于热痹。手指变形,指关节呈梭状畸形,活动受限,称为梭状指,多由风湿久蕴,痰瘀结聚所致。膝部关节肿大疼痛,股胫肌肉消瘦,形如鹤膝,称为"鹤膝风",多由气血亏虚,寒湿久留,侵于下肢,流注关节所致。小腿青筋怒张隆起,形似蚯蚓,多由寒湿内侵,络脉血瘀所致,常见于长时间负重或站立者。足跗肿胀,或兼全身浮肿,多见于水肿。膝部肿大,红肿热痛,屈伸不利,多由风湿郁久化热所致,常见于热痹。

(三)望舌

望舌又称舌诊,指通过观察舌质、舌苔的变化,以了解人体生理功能和病理变化的诊察方法,是中医独具特色的诊法之一。

1. 望舌质

舌淡白湿润,舌体胖嫩,多属阳虚水湿内停。舌淡紫而湿润,可由阴寒湿内盛,阳气被遏,血行凝滞所致。舌淡白胖嫩,边有齿痕又兼见裂纹者,多属脾虚湿侵。舌淡胖大而润,舌边有齿痕者,多属寒湿壅盛,或阳虚水湿内停。舌红胖大者,多由脾胃湿热与痰热相搏,湿热痰饮上泛所致。舌红而肿胀满口,舌有齿痕者,为内有湿热痰浊壅滞。舌体强硬、胖大兼厚腻苔者,多由风痰阻络所致。舌歪斜多属肝风内动,夹痰或夹瘀,痰瘀阻滞经络。舌短缩而胖,苔滑腻者,多由脾虚不运,痰浊内蕴,经气阻滞所致。

2. 望舌苔

苔白厚腻,多为湿浊内停,或为痰饮、食积。舌苔厚白滑主湿浊内盛,寒湿痰饮,常兼见舌质淡白。厚白干苔主湿浊化热伤津。苔白带有黑点,苔白见黑纹而黏腻,则为脾困湿邪。苔布满舌,白如积粉,舌赤,主湿热内蕴、湿遏热伏或瘟疫初起。苔淡黄而润滑者,称为黄滑苔,多为寒湿、痰饮聚久化热。苔黄腻者,主湿热或痰热内蕴,或为食积化腐。舌苔黄燥带灰色,大便硬结,是里湿化热,热盛伤阴。苔灰黑而湿润多津,多见于寒湿病,属重证。舌中根部显灰黑苔,舌面湿润,多为阳虚寒湿内盛,或痰饮内停。舌边尖见黄腻苔,中部为灰黑苔,多为湿热内蕴,日久不化所致。霉酱苔,多由胃肠素有湿浊宿食,积久化热所致,亦可见于湿热夹痰。

（四）望二阴及排泄物

阴囊肿痛,破溃流黄水而黏者,是湿热下注。痰多而白,咯之易出多为湿痰。大便黄如糜状,溏黏且恶臭者是肠胃湿热。小便色黄多有湿热证。小儿尿如米泔,多是肠胃湿热。

二、问诊

问诊要全面,包括问患者姓名、年龄、性别、民族、婚姻、籍贯等内容,特别是与湿病的发生有密切关系的如职业、居处、个人生活习惯等情况。

（一）问饮食

1. 问食欲

食欲减退多由脾胃亏虚,或湿邪困阻脾胃所致。纳呆腹胀,胸闷恶心,呕吐泄泻,头身困重,苔腻,脉滑者,属湿邪困脾厌食油腻,伴脘闷腹胀,泛恶欲呕,便溏不爽,肢体困重者,为湿热蕴脾。若厌油伴身目发黄,胁肋胀痛,口苦咽干,属肝胆湿热。

2. 问口渴饮水

口渴而喜热饮,饮水不多或水入即吐,为阳虚津液不布,或湿邪内阻。口渴喜冷,但不欲饮水或饮水不多,可见于湿热内蕴,津液输布失常。

3. 问口味

口苦见于肝胆湿热,口中黏腻见于脾胃湿困,口淡乏味,常伴食欲减退,属脾胃虚弱,或寒湿内阻。口中甜而胶黏,脘闷不舒,舌苔黄腻,可见于脾胃湿热。口中咸味,多见于肾阳亏虚,寒水上泛。

（二）问寒热

午后潮热,兼见身热不扬、头身困重,是湿热证特有的一种热型,见于湿温病,这种典型症状的成因是湿遏热伏。

（三）问汗

黄汗,为汗出色黄而粘衣,为湿困皮毛腠理,热郁蒸于内而发,或风湿热邪交蒸所致,多见于腋窝部。中焦湿热蕴结,湿郁热蒸,迫而上越,常见头面汗出,兼见身重倦怠、胃脘痞满、舌苔黄腻、小便不利等症状。半身汗出,多由风痰、痰瘀、风湿等阻滞经络,营卫不调,气血失和所致。

(四)问妇人经带

1. 月经异常

月经后期,经色紫暗,夹有血块,可由气滞血瘀、寒凝、痰湿阻滞所致。月经过少,可由痰湿阻滞,血行不畅所致。闭经,兼体胖面浮、胸闷腹胀,纳少痰多,气短乏力,多为湿盛痰阻。痛经,小腹灼痛拒按,平素带下黄稠臭秽,多属湿热蕴结。

2. 带下异常

白带质稀如涕,淋漓不绝而无臭味,多由脾肾阳虚,寒湿下注所致。白带状如凝乳或豆腐渣,多由湿浊下注所致。黄带质黏臭秽,多由湿热下注或湿毒蕴结所致。赤白带,可由肝经郁热,或湿毒蕴结,损伤络脉所致。

(五)问二便

1. 问大便

泻下清稀如水,便色淡黄,粪质较少,气味腥臭,肠鸣腹痛,苔白口淡者,属寒湿泄泻。泄泻腹痛,泻而不爽,粪色黄褐,气味臭秽,兼见肛门灼热,伴小便短赤者,属湿热泄泻。大便黄褐而臭,兼有发热,腹痛腹胀,口渴,舌苔黄腻者,属大肠湿热。下利赤白,多因湿热阻困肠道,壅阻气机,伤及血络。里急后重,便出不爽,是湿热内阻,肠道气滞之故。排便时肛门灼热,或肛门重坠,腹痛拘急,时时欲泻,大便色黄褐,臭秽,或见脓血便,属大肠湿热。

2. 问小便

尿少而见肌肤浮肿者,由肺、脾、肾三脏功能失常,津液输布障碍,水液停聚,泛滥肌肤所致。小便频数、短赤,尿急尿痛,小便涩滞不畅,常见于淋病,多属湿热蕴结下焦,膀胱气化不利。癃闭实证者,多为湿热下注、瘀血内阻,或结石阻塞。小便浑浊如膏脂,或尿时疼痛,苔黄腻,脉滑数者,为膏淋,由湿热下注膀胱所致。尿中夹有砂石,兼见小便短赤疼痛,或有尿血,为石淋,属湿热内蕴膀胱。小便失禁亦可见有因湿热、瘀血阻滞,致膀胱失约,气机失常者。

（六）问头身

1. 问头目

头晕而重，如物缠裹，痰多苔腻者，多由痰湿内阻，清阳不升所致。目眵增多，目赤流泪，多见于肝经湿热循经上犯。新病、突发耳鸣耳聋，按之不减，耳孔流水，耳垢增多或有异味，常属肝胆湿热实证。

2. 问胸胁

胸闷咳喘痰多者，多由痰饮停肺所致。胸闷壮热，鼻翼扇动，可见于痰热壅肺者。心悸喘促伴下肢或颜面浮肿，多属阳虚水泛，水气凌心。心悸时作时止，胸闷痰多，多属胆郁痰扰，心神不安。胸闷痛连及肩背，时痛时止，伴心悸气短，为心阳不振，痰湿瘀血内阻。胁肋胀痛，发热或伴寒热往来，身目发黄，口苦，苔黄腻者，多由肝胆湿热所致。

3. 问脘腹

脘痞，纳呆呕恶，苔腻者，多为湿邪困脾。腹胀冷痛、呕吐清水，多为寒湿犯胃或脾胃阳虚所致。腹胀，呃逆呕吐，腹部按之有水声，多属痰饮。

4. 问肢体

身重，脘闷苔腻者，多由湿困脾阳，阻滞经络所致。身重浮肿，为水湿泛溢肌肤所致。身痒亦可由湿热浸淫所致。腰背、肢体沉重麻木，见于痰湿、寒湿阻滞经脉，如伴有关节疼痛，痛处不移，兼有身重困倦，则为着痹。乏力身重，困倦，或伴纳呆脘痞，苔腻，脉濡者，多为湿困。身重乏力伴面色萎黄，便溏或稀便，食少腹胀者，多为脾虚湿盛。

（七）问睡眠

1. 问失眠

不易入睡，或睡眠不实，多梦易醒，可见于湿热内蕴，内扰心神或食滞胃腑，心神不宁。

2. 问嗜睡

嗜睡多眠兼见身重、头昏肢倦、脉缓，为湿邪内困，清阳不升。痰热蒙蔽清窍，则可见神志不清，昏睡不醒。

三、闻诊

闻诊是通过听声音和嗅气味以诊察疾病的方法,颇受历代医家重视。《难经·六十一难》云:"闻而知之谓之圣。"

(一)听声音

语声重浊,可由湿浊阻滞,肺气不宣,鼻窍不利所致。新病音哑或失音者,可见于痰湿壅肺,肺气不宣,清肃失职。谵语而声高有力者,可由痰热扰神所致。独语者,多因心气不足,神失所养,亦有由气郁痰阻、蒙蔽心神引起者。错语实证者多为痰浊、瘀血、气郁等阻碍心神所致。狂言者,多由情志不遂,气郁化火,痰火互结,内扰神明所致。病中语謇,每与舌强并见,多由风痰阻络所致,为中风先兆或后遗症。喘者,症见呼吸短促急迫,甚则张口抬肩,鼻翼扇动,难以平卧,多由痰热壅肺,痰饮停肺,肺失清肃,肺气上逆或水气凌心射肺所致。哮者,症见呼吸急促似喘,喉间哮鸣者,多因痰饮内伏,复感外邪而诱发。咳声重浊沉闷,多属实证,由寒痰湿浊停聚于肺,肺失肃降所致。咳嗽痰多,痰易咯出,多由痰浊阻肺所致。口干欲饮,饮后则吐者,称为水逆,由饮邪停胃,胃气上逆所致。肠鸣辘辘有声者,多为水饮留聚于胃,中焦气机阻遏所致。肠鸣高亢而频急,脘腹痞满,大便泄泻者,多为感受风寒湿邪,胃肠气机紊乱所致。

(二)嗅气味

汗出腥膻,多由风湿热邪久蕴皮肤,津液受到蒸变或汗后衣物不洁所致。腋下随汗散发阵阵臊臭气味者,是湿热内蕴所致,可见于狐臭。病室有尿臊味,多见于水肿晚期患者。小便臭浊黄赤或经带气味臭秽,多属湿热。

四、脉诊

脉象是随着疾病的进程而变化的,它取决于邪气的性质、部位和邪正关系。随着疾病的变化,脉象也会发生相应的变化,故湿证之脉无定体,不可按图索骥,刻舟求剑,当不拘一格,守规矩而废规矩。了解并掌握湿邪导致脉象变化的规律是关键。

湿邪或由表入或由口鼻而入,并迅速渗透到人体正气之间,以其重浊黏滞之力,阻遏正气运行。此时人体正气尚足,只是脉速减缓,脉管变软,呈现徐濡脉。若此时不加治疗,阳气受损,湿气更重,阻遏更加明显;脉则由徐变迟,并伴随着脉位下沉,这是一个缓慢的过程。沉迟的程度,反映了疾病的进程。当然我们知道,疾病的进程主要取决于邪正力量的对比。也就是说,脉位越沉,说明正气越虚,湿邪的量越多。此时若仍不加以治疗,邪气阻遏更加严重,则会引起结脉。

当然,湿邪的变化不仅仅是这一种方式。当湿邪阻遏,阳气不能外达时,少火皆成壮火,导致湿遏而热伏,脉会变得濡数。

湿热证常见脉象汇总如下。

(一)浮脉

浮脉是指就脉的部位而言,凡轻取便能诊得的脉象,便可称为浮脉。古人形容这种脉象如微风吹鸟背上毛,如循榆荚,如水浮木。它的形成是由于气血游行于外所致。

当湿邪侵犯人体之后,正气奋起反抗,拒邪于外,正邪相争于肌表,而使脉浮。湿邪虽可致脉浮,但临床湿淫证所见浮脉并不多,即便是湿邪初犯,也很少见浮脉。这与湿邪的特点有关。湿与寒虽同属阴邪,致病却有不同。寒邪自表而入,与人体阳气形成对峙状态,寒进则阳退,阳进则寒却,形成相争之势。湿邪却不同,它可从口鼻,肌肤等不同途径侵犯人体。在侵入人体后,便渗透入人体正气之间,与阳气相和,进而困阻猎杀阳气。这种间谍式的入侵方式,往往使阳气掉以轻心,不能有效组织抵抗,故在湿淫证初起阶段,也很少见到浮脉。所以表湿脉可浮亦可不浮,且多为不浮。

(二)沉脉

沉脉是指脉的部位而言,凡重按至筋骨方能取得的脉象称之为沉脉。这种脉象内刚而外柔,如棉裹砂,古人说这种脉象具有渊泉在下之象,常以"如水投石,必及其底"来形容它。沉脉的形成,主要是因气血不能外达,以鼓荡充盈血脉所致。气血不能外达的原因无非虚实两类,虚者正气虚衰,气血无力外达;实者邪气阻遏,道路塞滞,气血不能外达。

当湿邪侵犯人体之后,以其重浊黏滞之性,闭郁腠理经脉,阻遏阳气输布,气血为湿所困,阳气不能外达,而见脉沉。

(三)迟脉

迟脉是指脉速而言,凡脉来去迟慢,流速低,速度慢,不论其至数为三至还是五至,皆为迟脉。脉的流速主要取决于脉中阳气的作用。脉乃血脉,气以鼓荡,血以充盈。阳主动而阴主静。阳气是脉内气血流动的动力系统。脉迟一般源于气血运行迟滞。导致气血运行迟滞的原因不外正气虚衰和邪气阻遏两种。湿为阴邪,胶滞黏腻,阻于经络之间,气血不能畅达,气机不能通利,而致脉迟。

(四)涩脉

涩脉指脉搏起伏小。涩脉的确定主要看脉搏的振幅的大小。振幅小的就叫涩脉。它的形成主要是由于气血鼓搏不利导致的。当湿邪侵犯人体后滞碍隧道,气机不畅,气血不能畅达以鼓搏血脉,致脉幅小而形成涩脉。

(五)缓脉

传统上所说的缓脉之象不急不徐,往来均匀,悠悠扬扬,应指和缓,如初春清风吹拂杨柳一般轻疏摇曳。这种脉象从容和缓,是标准的有胃有神的脉象,不主病。

因中医发展过程中语言不规范,有的时候会把介于缓和迟之间的脉象也称为缓脉。这种脉象比正常的脉象要慢些,但比起迟来又要稍快些。如果要用徐来命名的话就会更好些。

缓主湿。湿性濡,易阻气机,气血运行徐缓,致脉缓。湿亦有内外之分,湿以脾胃为重心。外受湿邪,必有内湿相合。外湿内湿虽然有别,然又密切相关。湿盛则脉缓且濡软,脾虚之缓,缓而无力。缓亦主热,热则经脉弛纵,故令脉缓,其缓兼长大。缓脉主湿、主脾虚、主风,人皆晓之,然缓主热,人所罕知,以脾虚治之误矣。

(六)濡脉

濡脉的特点是脉来柔软,仿佛水中之棉。它是指脉体柔软,濡者软也。正常的脉象是有一定韧性的,气血的充盈鼓荡也给了脉体由内而外的一种支撑力。因此一般情况下我们摸到的脉象不那么柔软。而当气血不足,或湿气偏盛时,脉就会变得柔软而呈现濡象。

湿为阴邪,其性濡。湿盛者,大筋软短,脉体亦软。再者,湿阻气机,气机不畅,气血不能鼓荡血脉,亦是湿盛致脉软的一个因素。

(七)结脉

脉按之来缓,时一止复来者,名曰结。结脉是气血不能相继,不相顺接而中止的结果。湿气阻遏,气血运行塞滞而致脉缓,阻滞严重造成气血运行歇止中断,这样就形成了结脉。结脉的出现,说明了湿邪致病已至严重程度。

第四节 湿热证辨证关键

湿热病的辨证,临证应掌握以下几个要点和关键。

一、明确提纲得要领

湿热病症情复杂,变化多端,但初起必有其特有的症状以资识别。薛生白通过细致观察,总结出几个主要症状和体征,作为本病的主要依据,如《湿热病篇》开宗明义地指出:"湿热证,始恶寒,后但热不寒,汗出,胸痞,舌白,口渴不引饮。"薛氏自称"此条乃湿热证之提纲也"。

所谓"提纲",是指这些症状最能反映湿热病的特点,最有代表性,医者明乎此,便能在错综复杂的病情变化中,抓住疾病的关键,确立诊断。湿热病何以会出现上述症状,而这些症状又为何作为辨证的提纲?薛氏对此作了详尽地解释,他说:"始恶寒者,阳为湿遏而恶寒,终非若寒伤于表之恶寒,后但热不寒,则郁而成热,反恶热矣。热盛阳明则汗出,湿蔽清阳则胸痞,湿邪内盛则舌白,湿热交蒸则舌黄,热则液不升而口渴,湿则饮内留而不引饮。"要皆湿热阻遏,脾胃失调之变。证诸临床,湿热病早期确是以上述几个证候为主要表现,薛氏将其作为辨证提纲,颇有见地。

湿温病的辨证,重点应掌握以下几个基本特征:①发热来势甚渐,逐日加重,缠绵不易退清,一日之间,午后较甚,日晡最高;②汗出不透,且多不能下达;③嗜睡,神识不甚清明;④口腻,胃呆,胸闷,呕恶,腹部膨胀,大便溏而不爽,口渴不欲饮或不多饮,或喜热饮,必至湿已化尽才喜冷饮;⑤舌苔初起多白,继而由白转黄,由黄转黑;⑥脉象多濡。尽管以上指的是湿温病的主要特征,但对湿热病证具有普遍指导意义,很切临证实用。

二、湿热轻重须分清

湿热病的辨证,其主要的关键在于辨清湿与热之孰轻孰重。当邪在卫、气阶段,由于病人体质有偏阴偏阳之异,脾胃功能有偏虚偏实之别,病邪因而随之转化,出现湿偏重、热偏重或湿热并重的不同证型。一般来说,湿偏重者多见于脾阳素虚者,表现为湿邪蕴脾,清阳受困的证候;热偏重者多见于胃阳素旺者,表现为邪热炽盛,津液耗伤的证候。

从病期来看,湿偏重者多见于疾病初起及前期阶段,随着病邪的深入,湿邪化热,则渐次转变为湿热并重或热重于湿。严鸿志《感证辑要·湿热证治论》指出:"湿多者,湿重于热也,其病多发于太阴肺脾,其舌苔必白腻,或白滑而厚,或白苔带灰兼黏腻浮滑,或白带黑点而黏腻,或兼黑纹而黏腻,甚或舌苔满布,厚如积粉,板贴不松。脉息模糊不清,或沉细似伏,断绝不匀,神多沉困似睡,证必凛凛恶寒,甚而足冷,头目胀痛,昏重如裹如蒙,身痛不能屈伸,身重不能转侧,肢节肌肉痛而且烦,腿足痛而且酸,胸膈痞满,渴不引饮,或竟不渴,午后寒热,状若阴虚,小便短涩黄热,大便溏而不爽,甚或水泻……热多者,热重于湿也,其病多发于阳明胃肠,热结在里,由中蒸上,此时气分邪热郁遏灼津,尚未郁结血分,其舌苔必黄腻,舌之边尖红紫欠津,或底白罩黄混浊不清,或纯黄少白,或黄色燥刺,或苔白底绛,或黄中带黑,浮滑黏腻,或白苔渐黄而灰黑。伏邪重者苔亦厚且满,板贴不松,脉象数滞不调,证必神烦口渴,渴不引饮,甚或耳聋干呕,面色红黄黑混,口气秽浊,余则前论诸症,或现或不现,但必胸腹热满,按之灼手,甚或按之作痛。"对湿偏重、热偏重两种证型的病位、病机、主要证候,阐发无遗,尤其对舌苔的描述更加具体,诚为辨证之着眼点,足资临证参考。

三、病位浅深应审察

与其他外感热病一样,湿热伤人,病邪的传变一般由浅入深,由上及下,各阶段可出现不同的证候。要而言之,初期邪在卫分或上焦,病位较浅,见证以发热微恶风寒,午后热甚,身重体痛,头胀胸闷,舌白不渴,脉象濡缓为主;亦有初起邪入心包,出现神昏肢厥,即叶天士所谓"逆传心包"。

吴鞠通将其归入上焦证。卫分之邪不解,则传入中焦气分,病位主要在脾胃,此阶段一般流连时间较长,可出现湿偏重、热偏重,或湿热并重等不同证型。若湿热进一步化火化燥,重伤津液,则病邪可深入下焦营血,出现壮热口干,神昏谵语,发斑疹,心烦不寐,甚或便血衄血,抽搐痉厥等心营受扰,肝风内动,耗血动血的危重证候。上述卫、气、营、血,或上焦、中焦、下焦,反映病变过程中病位之浅深,病情之轻重,临证务必辨识清楚。

必须说明,湿热病的辨证,尤其是辨别病位之浅深,宜将六经辨证、卫气营血辨证、三焦辨证综合地加以运用,但这些辨证方法,其核心均离不开脏腑辨证。

四、邪正盛衰宜权衡

《素问·通评虚实论》云:"邪气盛则实,精气夺则虚。"在湿热病过程中,由于正邪双方的激烈斗争,至后期,随着正气的不断耗损,往往出现虚证或虚中夹实之证。

所谓"虚",根据临证所见,主要表现为津液不足,特别当湿热化燥,邪入营血,或深入下焦阶段,津液耗伤的矛盾更为突出,至恢复期阶段,则多见余邪逗留,津液未复的证候。又因湿热病的病因往往是既受湿又感暑(热),暑热易伤元气,所以在病变过程中,常可出现发热、短气乏力、口渴多汗、唇齿干燥的气阴两亏之证,这些都是虚证中较常见的。

此外,更应注意虚证中的变局,因为湿为阴邪,湿重热轻者,可出现脾胃阳虚证,即叶天士所谓"湿胜则阳微"是也。值得重视的是,当邪入血分,迫血下行而致便血过多时,不仅伤阴,更有甚者,可导致阳虚气脱出现面色苍白,汗出肢冷,舌淡无华,脉象微细等危重症象,此等变证,临证尤宜细察。

在虚实辨证上,重点在于观察患者的面容、神态、气息、舌苔、脉象等,其中审察脉之有神无神,舌之色泽荣枯和苔之厚薄润燥,以及白㾦、斑疹之色泽和形态等,尤有诊断价值。

第五节　湿热证治法研讨

一、湿热病治疗总则

湿热病的治疗,总的原则是根据病邪之微甚,病位之浅深,正气之盛衰,以及湿与热之孰轻孰重等情况,随证立法,依法疏方。一般来说,邪在上焦(卫分),治遵叶天士"在卫汗之可也"之旨,法取微汗,宜轻宣透达,多用芳香宣化之剂,如藿香正气散、三仁汤之类。

薛生白对"湿在表分",药取藿香、香薷、苍术皮、薄荷、牛蒡子等味,夹风头痛者,加羌活;暑湿郁闭肌腠,症见胸痞发热,肌肉微痛,始终无汗者,当清透暑湿,药用六一散,薄荷叶泡汤调下;湿热伤于肌肉,流注关节,出现恶寒发热,身重,关节疼痛,宜滑石、大豆黄卷、茯苓皮、苍术皮、藿香叶、鲜荷叶、白通草、桔梗等清透渗利之品并用;若湿热蒙闭心包,则用菖蒲郁金汤送服至宝丹以辟浊开窍。

邪在中焦(气分),主以宣化疏运,当分湿与热之轻重而治,《医林绳墨》指出:"如湿胜者,当清其湿;热胜者,当清其热。湿胜其热,不可以热治,使湿愈重;热胜其湿,不可以湿治,使热愈大也。"大概言之,湿重者,宜苦温燥湿为主,清热为辅,方用藿朴夏苓汤、不换金正气散之类,药如半夏、苍术、草果、厚朴、蔻仁、大腹皮等;热重者,应以苦寒清热为主,化湿佐之,方用连朴饮、黄芩滑石汤之类,药如黄芩、黄连、山栀、滑石、竹叶等;湿热并重者,清热化湿兼用,方用甘露消毒丹,一清阳明之热,一燥太阴之湿。

湿热流注下焦,当以渗利为法,俾湿热之邪从小便而出,方如茯苓皮汤。以上"开上""宣中""导下"诸法,是针对湿热病邪所在部位而设,乃不易之治法。若湿热化燥,热盛阳明气分,则用白虎汤清凉泄热;若燥热内结,腑气不通,当通腑泻实,宜凉膈散、承气诸方酌情用之。

湿热化燥伤阴,病入下焦(营血分)者,当分下列情况而治:病初入营,法遵叶天士"入营犹可透热转气",宜清营汤清营泄热,透热转气;邪陷心包,则用清宫汤合安宫牛黄丸、紫雪丹、至宝丹之类清心开窍为急务。邪入血分,迫血妄行,而见耗血动血之候,亟须凉血解毒,方用犀角地黄汤、化斑汤之类,此即叶天士"入血就恐耗血动血,直须凉血散血"之意;若便血过多而出现气随血脱之证,宜急用独参汤益气固脱;若热盛动风,可用羚羊钩藤汤。久病下焦肝肾之阴亏损,则用咸寒之属以滋填下焦真阴,方如加减复脉汤,大、小定风珠之类。

病至恢复期,可根据症情,投以益气养阴、健脾醒胃之品,尤当重视余邪之清理,慎防死灰复燃,以致复发。如薛生白治湿热证火势已退,惟口渴汗出,骨节痛,余邪留滞经络,用元米汤泡于术,一以养阴,一以祛湿,寓祛邪于扶正之中;又如治湿热证,诸症皆退,惟目瞑则惊悸梦惕,余邪内留,胆气未舒,药用酒浸郁李仁、猪胆皮清泄肝胆余邪,姜汁炒枣仁养肝安神,标本兼顾,如是则正复邪却,不留后患。以上是湿热病治法之大要。

二、湿热证治疗关键问题

(一)宣畅肺气,气化湿化

肺的生理功能是主气,性喜宣降,能通调水道,下输膀胱,为水之上源。潴留在体内的水湿,有赖肺气的宣发和肃降,使之下输膀胱而排出体外。湿邪伤人,初起肺卫受伤,肺气因而郁闭,失其宣降之职,致湿邪留滞为患,故治疗湿病(湿热病自不例外),宣畅肺气十分重要。叶天士尝谓:"三焦病,先治上焦,莫如治肺,以肺主一身之气化。"对湿热病的治疗,强调"开上郁,从肺论治"之法。石芾南《医原》更明确指出:"治法总以轻开肺气为主,肺主气,气化则湿自化,即有兼邪,亦与之俱化……湿热治肺,千古定论也。"石氏认为不仅外感湿热当治肺,即内伤湿热,莫不皆然,如"再以内伤湿热言之……且上窍一开,下窍自注,治法不外辛淡、清淡……辛苦通降"等法。至于宣肺开上之药,多取杏仁、桔梗、蔻仁、枇杷叶之类。试观吴鞠通的三仁汤,全方以轻清开泄为主,尤以杏仁为君药,旨在开肺气以化湿邪,吴氏自释曰:"惟三仁汤轻开上焦肺气,盖肺主一身之气,气化则湿亦化也。"

(二)健运脾胃,调其升降

湿热病的病变重心在于脾胃,其病理机制已如前述。因此,调整脾胃功能,在治疗上显得特别重要。盖湿为重浊之邪,最易阻碍脾运,升降为之逆乱,气机为之窒塞。因此,调整脾胃功能,要在助其运化,调其升降上下功夫。诚如吴鞠通所说:"中焦病重,故以升降中焦为要。"治疗湿热病的常用方剂,诸如三仁汤、藿朴夏苓汤、藿香正气散、甘露消毒丹、连朴饮等,方中多取苍术、厚朴、陈皮、半夏、茯苓、豆蔻仁、藿香、薏苡仁等运脾化湿,芳香醒胃,以利升降之药,足见其重视调理脾胃之一斑。

(三)两分湿热,其病易解

湿热合邪,热寓湿中,湿处热外,徒清其热,外湿不化,徒祛其湿,里热愈炽,故清热化湿,两者兼顾,为湿热病治疗的基本法则。叶天士提出:"渗湿于热下,不与热相搏,势必孤矣。"这种促使湿热分离,孤立邪势的治疗方法,可谓深得湿热病论治之精髓,确能缩短病期,提高疗效。至于具体用药,又当根据湿与热之孰轻孰重,或以清热为主,或以化湿为要,贵在临证变通耳。

(四)着力气分,截断病势

湿热病流连气分时间较长,证候变化亦较复杂。吴鞠通着重指出:"湿温较诸温,病势虽缓而实重,上焦最少,病势不甚显张,中焦病最多。"正因为中焦气分的病变最多,所以"当于中焦求之",即重点应抓住气分阶段的治疗。已故名医潘澄濂研究员在实践中也体会到:"湿温证的治疗,使其能在气分阶段得以扭转或截断很重要。若待其发展为营血证,则病情就较严重。从较多病例观察,确有这种情况,所以说处理好气分证是关键所在。"

我们体会,湿热病的治疗之所以要把好气分这一关,不仅在于病邪往往流连气分时间较长,更重要的是,从温病传变角度来看,气分阶段是正邪相争的关键时刻和病势发展的转折时期。一般地说,病邪初入气分,化燥伤阴之现象尚未突出,此时正气尚盛,如能积极进行合理的治疗,往往能堵截病邪发展,扭转病势,使病变向好的方向转化;反之,如气分证得不到及时控制,病邪就会深入营分,乃至血分,使病变逆转。由此可见,把好气分关,对于提高疗效,有着重要的意义。

(五)通利小便,治湿之要

前贤有云:"治湿不利小便,非其治也。"是指通利小便以导邪外出是治湿之大要。湿热病的病邪是湿与热合,故此法尤不可忽视。叶天士所谓"渗湿于热下",实则寓利小便以祛除湿邪之意,特别是他提出的"通阳不在温,而在利小便",深刻地阐明了通利小便在治疗湿热病上的特殊价值。盖湿热伤人,因湿为阴邪,往往出现湿遏热伏、阳气郁闭不宣的病理现象,昧者不究病机,若用温药宣通阳气,势必助长邪热,其病益甚。唯用化气利湿之法,使小便通利,如是则湿去而阳气自然宣通,诚如陈光淞所说:"盖此语(指叶天士言)专属湿温,热处湿中,湿蕴热外,湿热交混,遂成蒙蔽,斯时不开,则热无由达,开之以温,则又助其热。然通阳之药,不远于温,今温药既不可用,故曰通阳最难。唯有用河间分消宣化之法,通利小便,使三焦弥漫之湿,得达膀胱以去,而阴霾湿浊之气既消,则热自透,阳气得通矣。"究其方药,宜乎甘淡渗利,茯苓皮汤为其代表方剂,药如芦根、滑石、通草、薏苡仁、茯苓等,利湿而不伤阴,又无助热化燥之弊。当然,通利小便之法不可滥用于湿热病的各个阶段,特别是当湿热已化燥伤阴,病入营血,而应慎用或忌用。

(六)明悉三禁,宗而不泥

吴鞠通《温病条辨》对湿温病的治疗有"三禁"之说,谓:"汗之则神昏耳聋,甚则目瞑不欲言,下之则洞泄,润之则病深不解。"湿温何以有此三禁?吴氏自注云:"湿为阴邪……其性氤氲粘腻,非若寒邪之一汗而解,温热之一凉即退,故难速已。世医不知其为湿温,见其头痛恶寒身重疼痛也,以为伤寒而汗之,汗伤心阳,湿随辛温发表之药蒸腾上逆,内蒙心窍则神昏,上蒙清窍则耳聋目瞑不言。见其中满不饥,以为停滞而大下之,误下伤阴,而重抑脾阳之升,脾气转陷,湿邪乘势内渍,故洞泄。见其午后身热,以为阴虚而用柔药润之,湿为胶滞阴邪,再加柔润阴药,二阴相合,同气相求,遂有锢结而不可解之势。"

1. 关于禁汗问题

湿热病初起,可见头痛,恶寒,身重疼痛等症,这是湿伤肌表,卫阳被遏所致,颇似伤寒太阳病的表实证,亦有类温热病的卫分证。但湿为阴邪,其性黏腻,非若寒邪之用辛温一汗即解,温邪之用辛凉一表即退,所以麻桂、银翘之类俱非所宜,特别是辛温峻汗之剂,不仅不能达到祛除湿邪的目的,反而会助长热邪,使湿热蒸腾于上,清窍被蒙,而出现神昏,耳聋,目瞑等症。然湿热既在肌表,舍解表之法,邪将何出?是以汗法又未可摒弃也。

叶天士有"在卫汗之可也"之明训,薛生白治"湿在表分",用藿香、香薷、羌活、苍术皮、薄荷、牛蒡子等味;治"腠理暑邪内闭",用六一散、薄荷叶泡汤以取汗解,均不失发汗透邪之意,他还明确指出:"湿病发汗,昔贤有禁。此不微汗之,病必不除。盖既有不可汗之大戒,复有得汗始解之治法,临证者当知所变通矣。"

《金匮要略心典》也说:"故欲湿之去者……此发其汗,但微微似出之旨欤。"盖"微汗"二字,大有深意,提示湿热病应用汗法,当取微汗为宜。由此可见,湿热病初起,邪在肌表,汗法在所必需,只不过是禁用辛温大发其汗。至于具体用药,当结合湿热合邪的特性,宜用轻清透达、芳香宣化之品,如藿香、佩兰、薄荷、牛蒡、芦根、苍术皮、大豆卷、竹叶等。反之,当汗不汗,坐失良机,变证丛生,这是我们对湿热病应用汗法的认识。

2. 关于禁下问题

湿热病以脾胃为病变中心,由于湿热氤氲脾胃,中焦气机不畅,升降失调,常可出现脘痞腹胀等类似胃腑积滞之证,此时若认为胃腑实热而投苦寒攻下,势必导致中阳受损,脾气下陷,遂使洞泄不止,若误施于脾湿偏重者,其后果尤为严重,此吴氏之所以有禁下之设。但湿热化燥,胃腑结实,或湿热夹滞,交阻胃肠,又当及时攻下,不可姑息容奸。

《叶香岩外感温热篇》载:"再论三焦不得从外解,必致成里结。里结于何? 在阳明胃与肠也。亦须用下法,不可以气血之分,就不可下也。"薛生白对湿热化燥,邪结胃腑,亦用承气汤急下存阴。《吴鞠通医案·卷一·湿温篇》中,载王某一案,相继用小承气、调胃承气、增液承气攻下。可见湿温并不一概禁用下法,要在用之合宜。王孟英说:"湿未化燥,腑实未结者,不可下耳,下之则利不止,如已燥结,亟宜卜夺,否则垢浊熏蒸,神明蔽塞,腐肠烁液,莫可挽回。"

当然在应用下法时,应根据证情,掌握分寸,特别是对湿热胶结胃肠而未燥实内结者,宜乎轻法频下,王孟英尝谓:"湿热凝滞,大便本不干结,以阴邪瘀闭不通,若用承气猛下,其行速而气徒伤,湿仍胶结不出,故当轻法频下。"于湿热病下法之应用,可谓深得奥旨矣。

3. 关于禁润问题

湿热病邪在卫气阶段,常可出现午后热象较显、口渴等症,状若阴虚。盖湿为阴邪,自旺于阴分,故见午后热甚;湿热内蕴,气机郁滞,不能敷布津液于上,故见口渴。若误认午后热甚为阴虚阳亢,口渴为津液耗伤,而投柔润阴药,与湿邪(属阴)同气相求,两阴相合,势必造成病邪锢结难解的局面,所以吴氏告诫后人,滋阴法在某种情况下,亦是湿温之一禁,这是言其常。

至于变,当湿去热存,或湿热化燥,邪入营血,出现耗血动血,阴津劫伤的情况下,滋阴法又当必用,《温病条辨·凡例》说:"温病之兼湿者,忌柔喜刚,湿退热存之际,乌得不用柔哉? 全在临证者善察病情,毫无差忒也。"薛生白《湿热病篇》也指出:"湿热证,上下失血或汗血,毒邪深入营分,走窜欲泄,宜大剂犀角(水牛角代)、生地、赤芍、丹皮、连翘、紫草、茜草根、银花等味。"雷少逸《时病论·卷六·湿温篇》亦载:"如或失治,变为神昏谵语,或笑或痉,是为邪逼心包,营分被扰,宜用祛热宣窍法加羚羊、钩藤、玄参、生地治之。"《丁甘仁医案》载郑左湿温化燥入营案,药用西洋参、鲜生地、石斛、芦根、天花粉等大剂清营泄热、生津养液之品。由是观之,湿热病禁润,并非戒律,关键是既要正视湿邪阴腻的特性,不可妄投柔润以助阴邪,又要注意湿热化燥伤阴的变局,果断地应用滋阴养液以挽回生机。

第三章
湿热证之祛湿法

　　祛湿法是中医学的重要治法之一。湿邪致病范围广泛,涉及人体五脏六腑以及各组织器官,涵盖了现代临床上的呼吸系统、消化系统、循环系统、内分泌系统、神经系统等各系统的许多种疾病。全面、系统地掌握化湿诸法将对提高临床疗效大有裨益。湿邪致病广泛难愈,历代医家对湿病多有重视,创立诸种祛湿法。上至秦汉,下迄明清,已形成完整的中医湿病证治学体系。历代医家创立诸种祛湿治法和相应方药,垂范后世,现今仍于临床中发挥重要作用。近年来,中医工作者们更是不断地从湿邪的生物学基础、祛湿方药的起效机理与筛选等方面,对祛湿法进行深入挖掘和完善。

第一节　祛湿法的指导思想和
　　　　基本原理

一、祛湿法确立的指导思想

　　"治病求本"是中医治疗疾病的指导思想,是指在治疗疾病时,必须辨析出疾病的病因病机,抓住疾病的本质,并针对疾病的本质进行治疗。《素问·阴阳应象大论》云:"治病必求于本。""求本"即是依据患者的临床表现,四诊合参,辨清病因病机,确立证候的思维过程。明·周之千《慎斋遗书·卷二·辨证施治》云:"本必有因,或因寒热,或因食气,或因虚实,或兼时令之旺衰。"湿证的病因有内外之分,病性有虚实之辨,病位有表里上下之别。祛湿法的本质是祛除湿邪,其前提乃以辨明湿证的病因、病性、病位为本。

祛湿法作为中医治法的一种,正是在中医学治病求本思想的指导下,根据湿邪的来源,滞留的部位,证候的单纯与兼夹,以及疾病当前所处的阶段,作相应的辨证处方用药。正如施今墨所言:"临证如临阵,用药如用兵,必须明辨证候,详慎组方,灵活用药。不知医理,即难辨证,辨证不明,无从立法,遂致堆砌药味,杂乱无章。"治病求本思想为祛湿法的确立和实施指明了方向,只有明确了祛湿法的指导思想,才能更加正确有效地指导祛湿法的临床应用。

二、祛湿法的立法原则

《素问·至真要大论》曰:"皆随胜气,安其屈伏,无问其数,以平为期,此其道也。"疾病以邪正斗争为基本矛盾,湿邪为有形实邪,祛湿法以祛除湿邪为要旨,以恢复邪去正复的人体稳态平衡为治疗目的。"祛邪"为祛湿法确立的原则,即"祛除邪气,消解病邪的侵袭和损害,抑制亢奋有余的病理反应的一种治疗原则。"适用于邪实为主,正气未衰的各种实证。如《灵枢·根结》曰:"形气有余,病气有余,此谓阴阳俱有余也。急泻其邪。"《素问·阴阳应象大论》所云:"故因其轻而扬之,因其重而减之……其高者,因而越之;其下者,引而竭之;中满者,泻之于内。其有邪者,渍形以为汗;其在皮者,汗而发之;其慓悍者,按而收之;其实者,散而泻之。"皆是体现祛邪治则的治法。清·吴瑭《温病条辨·卷二·中焦篇》所云:"凡逐邪者,随其所在,就近而逐之。"单就祛除湿邪而言,审明湿邪的滞留部位,采取因势利导的方法,使邪有出路,是祛除湿邪的重要治则。

在湿证的发展过程中,伴随着持续的邪正斗争,加之湿病病程缠绵,正气必然随之耗伤。如《素问·评热病论》云:"邪之所凑,其气必虚。"此时,治疗上当攻补兼施,即祛邪与扶正兼顾的治疗原则,如元·朱震亨《格致余论·张子和攻击注论》云:"攻击宜详审,正气须保护。"总而言之,祛湿法的立法原则应当在明辨病位的基础上,根据湿邪与正气相互斗争的即时状态,权衡邪正盛衰,分别采用祛邪复正、扶正祛邪的治则,正确处理正邪间的关系。如元·王好古《此事难知·卷下·三法五治论》所云:"初治之道,法当猛峻者,谓所用药势疾利猛峻也。缘病得之新暴,感之轻,得之重,皆当以疾利猛峻之药急去之。中治之道,法当宽猛相济,为病得之非新非久,当以缓疾得中之养正去邪相兼济而治之。"

三、祛湿法的内涵

祛湿法是应用具有温燥、渗利、芳化等作用的药物,以调理水液代谢,祛除湿邪的治法。湿邪伤人,因受邪途径、病位、病性不同,产生了不同的病机;针对病机施治,也就产生了不同的治法。宋氏在总结《黄帝内经》有关湿病的论述及其对现代中医临床的启示时指出:"湿病之治,从脏腑而言,重点在肺、脾、肾、三焦、膀胱;从治法而言,不外乎燥湿(苦寒、苦温)、化湿(芳香化浊,行气化湿)、利湿、发汗、逐水诸法。"一般而论,祛湿当分标本两端施治。视邪所在,祛其已停之湿治其标;调理脏腑,恢复气化之常治其本。从药物角度而言,苦味能燥湿,芳香药物可除浊化湿,疏风药可胜湿;就祛湿途径的角度而论,湿在表在上可取汗法引湿邪从肌表而出,湿在里在下则可取下法导湿邪从二便而去;立足于人体正气抗邪自愈的机制,"养气可以化水,治在肺也;实土可以制水,治在脾也……自强可以帅水,治在肾也",又可分别通过益肺、健脾、温肾促进水液的运转输布以祛湿。

四、祛湿法的证治机理

中医治病的原理在于利用药物所具有的偏性作用于人体,以达到扶正祛邪,消除病因,纠正阴阳气血偏胜偏衰,恢复人体的正常生理功能的目的。因此,只有掌握了祛湿法的治病机理,临证才能紧扣病机,通达诸法之理,方可有的放矢,不致墨守成方。现将祛湿法的治病机理归结为以下3个方面。

(一)拮抗中和,消解湿邪

明·王肯堂《证治准绳·杂病·第六册·泄泻滞下总论》曰:"大抵治病,当求其所因,察何气之胜,取相克之药平之……以平为期。"即是说治疗疾病,应当审明病因,然后利用药物的拮抗作用或个别对某类邪气有特殊治疗作用的药物,通过中和抵消的方式,祛除病因,恢复"阴平阳秘"的健康状态。就湿邪的阴阳属性讲,湿类水故属阴,苦能燥湿,热以合阴,故可采用苦温药物,通过拮抗中和的作用消解湿邪,如《素问·至真要大论》云:"湿淫所胜,平以苦热……以苦燥之。"《素问·六元正纪大论》亦云:"凡此太阴司天之政……故岁宜以苦燥之温之。"就湿邪的五行属性讲,湿通土气,可据五行相克之理,即"风动则地干",采用风药消解湿邪,如金·刘完素《素问病机气宜保命集·卷上·病机论第七》曰:"风胜湿,湿自土生,风为木化,土余则制之以风。"此外,因湿为秽浊之邪,亦可通过芳香药物的辟秽除浊作用消解湿邪。对于脾瘅的治疗,《素问·奇病论》曰:"治之以兰,除陈气也。"

(二)因势利导,驱湿外出

祛除病邪,首先不是与邪气对抗,而是充分了解邪气的特性,把握最佳的时机,以最简捷的方式驱邪外出,即予邪以出路,因势利导之也。清·周学海《读医随笔·卷四·证治类·用药须使邪有出路》云:"凡治病,总宜使邪有出路。"强调针对于实邪存在的状况应当采用导邪外出的治法。清·吴瑭《温病条辨·卷二·中焦篇》云:"逐邪者,随其性而宣泄之,就其近而引导之。"进一步指出祛邪应当根据病位的差异,顺应机体抗邪能力的趋势加以引导,往往可以事半功倍。湿非人身素有之物,既生之湿,当驱之使出,故治湿当开邪气之去路,如汉·张仲景《金匮要略·水气病脉证并治》云:"诸有水者,腰以下肿,当利小便,腰以上肿,当发汗乃愈。"明·张介宾《景岳全书·杂证谟·湿证》亦云:"治湿之法,凡湿从外入者,汗散之。湿在上者,亦宜微汗之。湿在中下二焦,宜疏利二便,或单用淡渗以利小便。"湿邪在外在上者,当取微汗,开泄湿壅;湿邪在内在下者,常据其趋下之性,采用淡味药物渗湿利小便以驱使湿邪外出。如《素问·至真要大论》云:"湿淫所胜……以淡泄之。"

(三)正气为本,促湿复常

明·吴有性《温疫论·上卷·原病》曰:"感之浅者,邪不胜正,未能顿发,或遇饥饱劳碌,忧思气怒,正气被伤,邪气始得张溢。"可见机体的抗病愈病能力乃取决于邪正力量的对比,而根本还在于正气的强弱。元·朱丹溪《丹溪心法·拾遗杂论》曰:"凡治病,必先固正气。"此乃基于人体的自愈能力提出的治疗方法,如王氏所言:"中医治病的原理,正是基于机体趋和的自发调控机制,主张一切治疗手段都必须利用人的自然痊愈力。"无论外感内伤,湿病总由乎人体自身调控水液代谢的功能失常所致。如清·叶天士《临证指南医案·卷五·湿》曰:"肾阳充旺,脾土健运,自无寒湿诸症。肺金清肃之气下降,膀胱之气化通调,自无湿火、湿热、暑湿诸症。"叶氏之论,即是立足于人体正气的抗邪愈病能力,通过肺、脾、肾、膀胱四脏的气化作用,促使湿邪一类的病理之水恢复正常津液代谢的状态,以取得不除湿邪而湿邪自化的最佳效果。

第二节　祛湿法的机制

古人对自然之力一直充满敬畏,因此多善于利用自然规律以应用于生产生活。《灵枢·逆顺肥瘦》云:"岐伯曰:圣人之为道者,上合于天,下合于地,中合于人事,必有明法……知用此者,故自然之物,易用知教。黄帝曰:愿闻自然奈何? 岐伯曰:临深决水,不用功力,而水可竭也……行之逆顺也。"《素问·宝命全形论》亦云:"人以天地之气生,四时之法成。"因此,在祛除湿邪的治法中,亦有诸多应用生活之悟与自然之理的展现。

一、发汗祛湿法

"发汗祛湿法"指用具有解表发汗、祛除水湿的方药治疗湿邪侵袭肌肤的治法,秦伯未在《治疗新津》中对该治法的注解云:"这应于湿淫肌肤、风水溢饮等症。"

自远古至上古时代期间,由于当时生产力低下,古人居住以及生活条件恶劣,在户外受到风雨侵袭,以及在辛苦劳作时由于避护不当受到露水及汗出湿衣等影响时,湿邪易侵入机体肌肤、关节,导致身体疼痛等不适甚至疼痛加重,如《金匮要略·痉湿暍病脉证治》云:"湿家之为病,一身尽疼。"《类证活人书》亦云:"问一身尽痛,发热身黄,小便不利,大便反快者? 此名中湿也。风雨袭虚,山泽蒸气,人多中湿,湿流关节,须身体烦痛,其脉沉缓,为中湿。"

我国在距今 170 万年前的旧石器时代的元谋人遗址中,就发现有炭末、烧烤过的兽骨等用火遗迹,古代亦有燧人氏钻木取火的传说,如《韩非子·五蠹》曰:"上古之世……民食果、蓏、蚌、蛤,腥臊恶臭,而伤害腹胃,民多疾病。有圣人作,钻燧取火以化腥臊,而民悦之,使王天下,号之曰燧人氏。"古人学会使用火后,饮食上体现得最为明显,如捕捉的猎物在火上面烧烤后,血液等体液可以随着热量蒸发,相比生吃,口感明显变干且易于消化进食,顾护了肠胃,人们因生吃猎物所致的疾病显著减少,如《礼记·内则》云:"为熬:捶之去其皽,编萑布牛肉焉。屑桂与姜,以洒诸上而盐之,干而食之。"火的使用,还使得古人生活环境得到一定程度改善,例如,天气寒冷的时候可以围在火堆前取暖,发现被雨水淋湿的兽皮或者衣物离火越近,干得越快;阴雨绵绵的季节或寒冬霜雪时,在靠近火后,会发现自身皮肤开始干涩,身上被水湿产生或者加重的疼痛亦会消失或减轻;或者在雨露打湿身体后,被晴天后的正午阳光的火热照射后,衣服很快干透,还有湿邪侵袭人体导致的疼痛不适等症状有明显的缓解。

湿邪侵袭人体后,原本的皮肉筋骨疼痛加重或者产生,而接近火热会引起疼痛减轻或消失的认识,《黄帝内经》时代已经有总结,如《素问·痹论》云:"风寒湿三气杂至,合而为痹也……湿气胜者为着痹也……凡痹之类,逢寒则虫,逢热则纵。"马莳注云:"且凡痹病之类,逢天寒则其体急,诸证皆当急;逢天热则其体纵,诸证皆当缓。"

因此,通过火或者太阳能使衣服、动物毛皮、皮肤去除水湿的总结下,人们渐渐发现通过一些草药或者靠近火堆时间较久、较近,使身体出汗,能够进一步缓解身体疼痛不适,如《素问·举痛论》云:"炅则腠理开,荣卫通,汗大泄。"《素问·阴阳应象大论》亦云:"其在皮者,汗而发之。"马莳注云:"盖以邪之在皮者,当汗而发之耳。"张仲景在《金匮要略》中对于"发汗祛湿"作了更详尽地阐述,《金匮要略·痉湿暍病脉证治》云:"风湿相搏,一身尽疼痛,法当汗出而解。值天阴雨不止,医云此可发汗,汗之病不愈者,何也?盖发其汗,汗大出者,但风气去,湿气在,是故不愈也。若治风湿者,发其汗,但微微欲出汗者,风湿俱去也。"朱肱亦云:"此名风湿也。脉浮为风湿,是风气与湿气相薄,肢体痛重不可转侧,额上微汗,不欲去被,或身微肿。欲发汗,但紫紫身润,则风湿俱去。"

元代张从正在水湿溢于皮肤且感受寒凉时,主张借火盆出汗去除水湿,《儒门事亲·卷十一·湿门》云:"凡男子、妇人,病水湿泻注不止……如时月凉寒,宜于燠室不透风处,用火一盆,藉火力出汗。"戴思恭还提出,应用"发汗祛湿"时应审清病源,外感之阴雨地湿适用该治法,《丹溪心法·卷一·中湿》云:"东南地下,多阴雨地湿,凡受必从外入,多自下起,以重腿脚气者多,治当汗散,久者宜疏通渗泄。"明代龚信主张上湿宜采用"发汗祛湿",《古今医鉴·卷四·中湿》云:"大抵宜发汗及利小便,使上下分消其湿,是其治也。"沈颐、赵献可与其观点一致,《病机汇论·卷二·湿门》云:"治法:在上者,当微汗。"《医贯·卷六·湿论》亦有此云。

明代医家李梴主张上湿、外湿宜采用"发汗祛湿",《医学入门·外集·卷四·杂病提纲·外感·湿》云:"湿在上宜微汗……治外微汗通经络。"张介宾、汪昂与李梴持相同观点,《景岳全书·贯集·卷三十一·杂症谟·湿证》云:"治湿之法,凡湿从外入者,汗散之;湿在上者,亦宜微汗之。"《医方集解·卷十二·利湿之剂》云:"湿在表在上,宜发汗。"

"发汗祛湿法"还可以从阴阳取象比类的角度来解析,天地分阴阳,则地之湿气为阴,天之雨雾为阳。湿气侵袭体表如地之湿气过胜,需要阳气的蒸腾升发而为"云",以通过天之雨雾的散湿降泄,恢复阴平阳秘的平衡状态,故地之湿气的祛除通过比类"云腾雨降"的自然现象,从而实现人体的"发汗祛湿",《素问·阴阳应象大论》云:"以天地为之阴阳,阳之汗,以天地之雨名之。"王冰注云:"以人事配象,则近指天地以为阴阳,汗泄于皮腠者,是阳气之发泄尔。然其取类于天地之间,则云腾雨降而相似也。故曰阳之汗,以天地之雨名之。"张志聪诘曰:"汗出于阴液,由阳气之宣发,故曰阳加阴谓之汗。雨乃地之阴湿,由天气之所化施,故可方人之汗。"《病机汇论·卷二·湿门》云:"湿上甚为热,《黄帝内经》竖一义云:汗出如故而止。盖湿上甚为热,即所谓地气上为云也。汗出如故,即所谓天气下为雨也。天气下为雨,而地气之上升者,已解散不存矣。治病之机,岂不深可会哉!"

二、风药胜湿法

"风药胜湿法"是指使用性温、味辛、升浮的风药,升腾阳气,以达风能胜湿或升阳除湿的一种治法,这种说法已成医界共识,现代学者李洪成还认为,风药胜湿是通过肌表来分泄湿邪的治法。

古人在生产生活中,很容易能总结出风干现象可以祛湿的生活经验,如在晾衣服时,有风比无风的环境下,衣服干的更快;田间辛勤劳作后一身汗出,一阵风吹来时,身上汗湿可以很快吹散,顿感肌肤干燥舒服;古代医家也经常把一些难以长时间放置的中药以风吹干,从而利于储存,如刘昉就有把猪血风干的记载,《幼幼新书·卷十八·疮疹倒魇》云:"上取腊月猪血,瓶盛,挂风中,令干。"食物经过风干后,更容易长时间储存,比如腊肉的制作就利用了风干的自然原理,《遵生八笺·饮馔服食笺·卷上·脯鲊类·腊肉》云:"肥嫩猵猪肉十斤……以笺穿挂通风处。又法:肉十斤,先以盐二十两,煎汤澄清取汁,置肉汁中……见有水痕,便用大石压去水,干,挂风中。"在观察自然天象时,古人可以认识到风吹时可以将乌云散去,如唐代文学家韩愈曾总结风吹走云彩的同时也可以把雨水吹走,如《韩愈集·卷十二·杂著·讼风伯》云:"如风吹云,而雨泽不得坠也。"以上都是人们在自然和生活中,以风能祛除湿的自然体悟。

依据以上自然与生活之悟,风药胜湿的相关理论思想在《黄帝内经》中已经有所表述,《素问·阴阳应象大论》云:"湿伤肉,风胜湿。"王冰注云:"风为木气,故胜土湿。"马莳释曰:"在天为湿,湿太过则伤肉,惟东方之风为能胜湿。"风为木气,而湿属土,在五行中有着木克土的关系,故风可以胜湿,刘完素则清晰指出以风胜湿的治法,《素问病机气宜保命集》卷上《病机论》云:"其为治也,风胜湿。湿自土生,风为木化,土余则治之以风。"以上虽未明确指出是使用风药来以祛湿,但"风药胜湿"已具雏形。

而"风药胜湿"这一治法,李东垣明确在临床加以运用,《脾胃论》卷下《调理脾胃治验治法用药若不明升降浮沉瘥互反损论》云:"今客邪寒湿之浮,从外而入里,以暴加之……故必用升阳风药即瘥。以羌活、独活、柴胡、升麻各一钱,防风根截半钱,炙甘草根截半钱,同咀,水四中盏,煎至一盏,去渣,稍热服。大法云:湿寒之胜,助风以平之。又曰:下者举之,得阳气升腾而去矣。"还首创"升阳除湿防风汤""升阳除湿汤",使用风药以升阳祛湿治疗泄泻,《脾胃论·卷上·汤澼下血论·升阳除湿防风汤》曰:"如此证飧泄不禁,以此药导其湿。如飧泄及泄不止,以风药升阳。"《脾胃论·卷上·湿热成痿肺金受邪论·升阳除湿汤》云:"升阳除湿汤,治脾胃虚弱,不思饮食,肠鸣腹痛,泄泻无度,小便黄,四肢困弱。"

明清医家对"风药胜湿"治法的认识有所深化,王纶、叶天士、吴瑭等医家,开始进一步明确风药胜湿的疗法,《本草集要·卷三·草部下.防风》曰:"又能祛湿,诸风药皆然,风能胜湿故也。"《临证医案指南·卷五·湿郁经脉痛》云:"其用药总以苦辛寒治湿热,以苦辛温治寒湿,概以淡渗佐之,或再加风药。"《温病条辨·卷二·中焦篇·湿温(疟、痢、疸、痹附)》亦云:"湿在上,以辛散,以风胜。"

滑寿、汪机、孙一奎、李中梓等医家多承袭自李东垣之思想，以风药以升散之气，祛其湿使泄泻而止，《读素问钞·卷上·病能》云："风木胜则脾为邪攻而病亦化湿，如岁木太过，病飧泄之类，钱氏用宣风等剂去风是也。"《赤水玄珠·卷八·泄泻门》亦云："东垣曰：飧泄是清气在下，乃胃气不升……如肌肉不至瘦尽，当急疗之，宜先夺食而益气，便与升阳，先助真气，次用风药胜湿，以助升腾之气，病可已矣，余皆勿论。此治之上法也，治用升阳除湿汤之类。"《医宗必读·卷七·泄泻》又曰："愚按：《黄帝内经》之论泄泻，或言风，或言湿，或言热，或言寒，此明四气皆能为泄也……又如地上淖泽，风之即干，故风药多燥，且湿为土病，风为木药，木可胜土，风亦胜湿，所谓下举之是也。"清代医家汪昂还用生活之理"风吹使物之湿而干"，来加以解释风以胜湿的原理，《医方集解·卷十二·利湿之剂·羌活胜湿汤》云："治湿气在表，头痛、头重，或腰脊重痛，或一身尽痛，微热昏倦湿气在表，外伤于湿也……《经》曰：风能胜湿如物之湿，风吹则干。"

综上所述，"风药胜湿法"，是基于比类自然的"风以胜湿则干"或以五行中风胜湿的关系而提出的，肇始于《黄帝内经》的"风胜湿"之论，经过李东垣的系统阐述，后代医家的进一步发挥，才真正明确了"风药胜湿"的祛湿法。

三、提壶揭盖法

提壶揭盖法是指针对外邪侵袭，肺气的宣发失常，水道不畅，导致水液停聚的治法，适用于痰饮、水肿、喘满等症。《素问·至真要大论》云："诸气膹郁，皆属于肺。"《素问·脏气法时论》亦云："肺病者，喘咳逆气。"《灵枢·经脉》曰："肺手太阴之脉……是动则病肺胀满，膨胀而喘咳。"《金匮要略·肺痿肺痈咳嗽上气病脉证治》又曰："上气，喘而躁者，属肺胀，欲作风水，发汗则愈。"其实，这里的利水法就是指的祛湿法，吴鞠通云："盖水湿同类……体本一源。"

砚滴，又称水滴、水注等，是古代文人在给砚台注水时，为控制注水的水量，而发明的器皿。《洞天清录·水滴辨·晋人水盂》云："古人无水滴，晨起则磨墨，汁盈砚池，以供一日用，墨尽复磨，故有水盂。"砚滴出现的历史较为久远，从传世的器物及出土的文物来看，砚滴应该在汉代或汉代以前所发明，随着陶瓷业的发展，砚滴发展至明清时期，有了形似龙象等更为精美别致之作，《饮流斋说瓷·说杂具》云："水滴象形者，其制甚古。蟾滴、龟滴，由来久矣。古者以铜,后世以瓷。明时有蹲龙、宝象诸状。凡作物形而贮水不多者,则名曰滴,不名曰盂。"

砚滴的形状及材质虽各有不同,但结构都是相同的,内侧有中空用以盛水的器身,外侧有给砚台注水的出水口,器身高处有一进水孔。进水孔有两方面的作用:一是可以作为给容器充水的进水口;二是在给砚台倒水的时候,用手按住进水孔则水不出,手松开时,器身里面的水可以正常流出,为控制砚台添加水量,提供了极大的方便。社会发展至今,我们已能够用科学的方法来解释进水孔在控制出水方面的作用。这一现象实际上是由于大气压强导致的。古人虽未能解释其原因,但是在中医"提壶揭盖"治法理论中,这种现象被诸多医家比类引用。

如果把人体比作砚滴之器,则肺像华盖一样,而居于五脏六腑之上,故《灵枢·九针》云:"肺者,五脏六腑之盖也。"那么肺气失宣,水液停聚于体内,且无法通过尿液排出时,就如同使用砚滴倒水时,我们用手堵住了器身高处的进水孔,水则无法倒出。这种现象"自然"地启示古人,开宣肺气,可以使水湿从尿道排出。相关"提壶揭盖"的论述,在《黄帝内经》中有多处记载,如《素问·汤液醪醴论》云:"平治于权衡,去菀陈莝……开鬼门,洁净腑。"张志聪注云:"洁净府,泻膀胱也。鬼门开,则肺窍通而水津布,所谓外窍开则里窍通,上窍通则下窍泄矣。"

朱丹溪治疗积痰在肺且小便不通的患者时,以探吐而利小便的治法,也同样受到了砚滴之器注水的生活现象之启示,其在文曰:"譬如滴水之器,必上窍通而后下窍之水出焉。"陈修园对朱丹溪的观点,则做了进一步的说明,《医学三字经·卷二·五淋癃闭赤白浊遗精》云:"上窍通,下窍泄。如滴水之器,闭其上而倒悬之,点滴不能下也。去其上闭,而水自通。"而明末医家赵献可则明确指出,升宣肺气治疗水道不通时,采用"水注之法,自然之理",是使"上窍通则下窍通"的治法,而水注如前文所讲,即为砚滴之器。齐秉慧则同样指出,"凡水不通者,升举肺气"为"若水注之法,自然之理"。

四、健脾利水法

健脾利水法是指使用健脾助运、利水渗湿作用的方药治疗脾虚水泛的治法,适用于水肿、泄泻等症。

大雨滂沱时,河水不循其道,容易引发洪涝灾害,而洪灾从古至今都极大影响着人们的生产生活，《管子·度地》云："故善为国者，必先除其五害……五害之属，水为最大。"最早治理洪灾的记载，就是人所周知的大禹治水的传说。《尚书》中载，面对"汤汤洪水方割，荡荡怀山襄陵，浩浩滔天时"，舜任命禹为司空，让其努力勤勉地去"平水土"，禹通过顺应地势，来疏通河道，使水流入大海以及挖凿田间沟渠，使积水流入河流等办法真正整治了洪灾，《诗经》《史记》等诸多古书也有相关记载。现代著名气象学家竺可桢指出远古时期，我国处于温和气候时代，温度及湿度较大，温度、湿度大则容易引起雨水增多，而竺可桢所述的温和气候时代正是尧舜禹所处的时代，从而进一步佐证了"大禹治水"。

综上，"大禹治水"无论是传说，还是史实，有一点是可以肯定，即通过培土改道或者挖沟泄洪，使大雨造成的积水顺势通利流入湖海，这种治理洪水泛滥的治理方法已经被西周或以前的人们所熟识。在《管子·度地》中，对于通过培土或者挖沟，顺势通利水道有了更精辟的论述，如"地高则沟之，下则堤之"，尤其是对于构建堤坝治理洪水，管仲指出不仅应该通过设立水官、徭役等诸多形式整修堤坝，还要常抓不懈，防患于未然，经常检查以及时修补堤坝毁坏的漏洞，最后还提出，泥土淤积河道时，春冬在河内取土，秋夏在河外取土，以加高堤坝，更利于疏泄洪水。此外，随着战国时期阴阳家邹衍对天地间万物变化认识的细微审察，通过推演络绎将万物归纳为五行（木、火、土、金、水）之属，并提出五行相克的理论。其五行理论推广后，由于在生活中能够解释通一些问题，如与以挖土或者培土来治水的自然之理相呼应总结，故《淮南子·主术训》云："水流而土遏之。"因此在医学上，也逐渐被借纳吸收，《素问·宝命全形论》云："水得土而绝，万物尽然，不可胜竭。"

中医学理论中，脾在五行属土，《素问·阴阳应象大论》云："其在天为湿，在地为土，在体为肉，在脏为脾。"而脾气亏虚，运化失常，容易导致泄泻、水肿等病症，如《素问·至真要大论》云："诸湿肿满，皆属于脾。"马莳注曰："盖脾属土，土能制水。今脾气虚弱，不能制水，水渍妄行，而周身浮肿，故凡诸湿肿满，皆属脾土也。"马莳又云："脾胃恶湿喜燥，而湿气太过则土不胜水，而濡泻之病作矣。《六元正纪大论》承此数语而又曰：其则水闭胕肿。盖濡泻者，病之未甚也，唯土不胜水，则不能下输膀胱，而内则为水闭，及水气泛滥四肢，而外则为胕肿，较之濡泻，为尤甚焉。"以上诸说，可以表明脾虚水泛的病症可以比类五行中土不胜水之象。

水症同样可以取类"大禹治水"之时，没有堤坝的治理洪水泛滥的自然之象，而脾就代表着自然中土所堆积的堤坝防护，脾虚则堤坝不存，泄泻、水肿等症则如洪水肆虐，如《证治汇补·卷一·提纲门·湿症》云："湿宜健脾……脾本喜燥恶湿者也，惟脾土衰弱，失健运之堤防，湿气停聚不化，使膜胀四肢，溃透皮肉，喘满上逆，昏不知人。"《谷荪医话·卷二·三焦》又云："如水行大地，必有堤岸，若云三焦利水，绝无堤防，则怀山襄陵，不几成一洪水滔天之世界乎。"

"健脾利水"法，在《黄帝内经》时代就已经有了相关理论基础。通过五行相胜之推理与自然之象所体悟，宋代薛谷愚则正式提出"健脾利水"治法，通过健脾利水，可以治疗脾虚水泛等症，《薛氏济阴万金书·妊娠二十七证方》云："面目虚浮，四肢有水气，或久泻所致，宜健脾利水。"

"健脾利水"这一脾虚水泛之泄泻与水肿病症治法，应还是依从"大禹治水"与"管仲治水"的自然认识（即低处通过建筑堤坝以导水、高处修建沟渠以利水，顺势利导排除洪灾），从而进一步比类人体所提出的。脾脏若如修筑完整的堤坝，便可以顺势排出水湿之邪。如《万氏家传保命歌括·卷十一·郁病》曰："禹抑洪水而天下平，谓疏之、瀹之、决之、排之，顺其势而导之也……如肿胀之病，必实其脾土者，乃修其堤防，以捍之也。"《金匮方歌括·卷四·附方·小半夏加茯苓汤》云："从中土以堤防之，从高原而利导之。"《血证论·卷一·脏腑病机论》亦云："脾为水之堤防，堤防利，则水道利。"清代医家张千里，近代医家裘庆元谨遵其说。

"健脾利水"这种因势利导的治法，因反映五行之象，亦可以用五行相克之说加以解释。清代医家罗美提出"培土制水"之治法与之同义，所著《古今名医方论·卷三·赤石脂禹余粮汤》云："土虚不能制水，仍当补土。今补土而土不受补者，非治法之谬也。当知禀甲乙之气者，终不若禀戊己之化者，能培土制水之为得当也。"唐宗海提出，治疗水肿、泄泻等症的脾虚证，健脾即为培土或补土，利水则为五行中的土制约相克水，致使水湿通利。

五、温阳祛湿法

温阳祛湿法，是指通过温补阳气的方法，散寒祛湿，达到祛湿、化浊、化饮之治疗目的，适用于阳虚寒湿水泛证。

在远古时代，古人在实践中学会了耕种，这对古代农业的发展是极大的进步,故有了代代相传神农氏的美好传说,《淮南子·修务训》云:"于是神农乃始教民播种五谷,相土地之宜,燥湿肥硗高下,尝百草之滋味,水泉之甘苦,令民知所避就。"古人为了更好的农业发展,发现气候时令对于农作物种植影响很大,对农时的认识有了极大的发展,比如二十四节气的总结提出,对于先人何时耕作农种都有了详细的说明,是先人对于更好地适应自然的体悟。立冬时,观察到水开始结冰、地面上冻坚硬,则休养不进行耕作;待到立春时,冰冻开始融化,再进行农林耕作,如《礼记·月令》云:"孟冬之月……水始冰,地始冻……是月也,以立冬……劳农以休息之。""孟春之月……东风解冻,蛰虫始振,鱼上冰……是月也,以立春……是月也,天气下降,地气上腾,天地和同,草木萌动,王命布农事。"关于农时的认识也是基于阴阳理论的成熟,因为自然中的阴阳对于最初的认识,应该是很简单的,比如日月、天地、昼夜、水火等,后之发展为四季,如梁启超曾言:"商周以前所谓阴阳者,不过自然中一种粗浅微末之象,绝不含有何等深邃之意义。"

因此基于阴阳理论成型,在四季时令的认识上,古人才开始用阴阳来解释时令的变化,如阴气不足,地面不结冰,如《逸周书·时训》云:"立冬之日……水不冰,是为阴负。"立春开始冬眠动物不活动,则为阴气冒犯了阳气,如《逸周书·时训》云:"立春之日,东风解冻,又五日蛰虫始振……蛰虫不振,阴气奸阳。"

随着节气认识的日臻完善,中医理论自《黄帝内经》时代开始吸收时令的自然之理,并且被《素问·四气调神大论》引用来解释人体的生理病理。《素问·生气通天论》进一步总结,认为人与自然是紧密联系,且人体的生理病理都能以阴阳为根本来解释。在人体中五脏阳气衰竭后,水湿停聚,容易导致痰饮、水肿等病症,如《素问·汤液醪醴论》云:"其有不从毫毛而生,五脏阳以竭也,津液充郭。"王冰注云:"不从毫毛,言生于内也。阴气内盛,阳气竭绝,不得入于腹中,故言五脏阳以竭也。津液者,水也。充,满也。郭,皮也。"《素问·厥论》又云:"春夏则阳气多而阴气少,秋冬则阴气盛而阳气衰。此人者质壮,以秋冬夺于所用,下气上争不能复,精气溢下,邪气因从之而上也,气因于中,阳气衰,不能渗营其经络,阳气日损,阴气独在,故手足为之寒也。"人体中阳虚为病,比类立冬自然界阴气胜阳气衰弱,水寒而为冰,故水停聚不能行。张介宾则进一步明确自然之理与中医学理论相连,自然界中的水有阳气才能够流畅,比类人体中的阳虚可致体内寒生,留湿邪为病，《类经·卷十六·疾病类·脏腑诸胀》云："阳衰则不化，而水即为邪。凡火盛水亏则病燥，水盛火亏则病湿。"《类经·类经附翼·卷三·大宝论》亦云："寒热者，热为阳，寒为阴，春夏之暖为阳，秋冬之冷为阴……不观乎春夏之水，土得之而能生能长者，非有此一乎？秋冬之水，土得之而不生不长者，非无此一乎？不惟不生，而自且为冻，是水亦死矣。可见水之所以生，水之所以行，孰非阳气所主？此水中有阳耳，非水即阳也。"《景岳全书·贯集·卷三十一·杂证谟·湿证·论治》曰："气属阳而虚，则寒从中生，寒生则湿气留之。然阴阳之性，理出自然。"

赵献可则通过"冬至"节气中阳虚阴盛至极时，自然表现为冰冻愈加坚固，说明阳气亏虚的寒证，可以导致水液的停聚，《礼记·月令》云："仲冬之月……冰益壮，地始拆……是月也，日短至，阴阳争。"《逸周书·时训》亦云："冬至之日……水泉不动，阴不承阳。"《医贯·卷一·玄元肤论·阴阳论》曰："春秋昼夜，阴阳之门户……或问：冬至一阳生，当渐向暖和，何为腊月大寒，冰雪反盛……盖阳伏于下，逼阴向上，井水气蒸，而坚冰至也。"

针对阳虚而水不行发为肿，《黄帝内经》时代也提出了相关的治法，这也是"温阳祛湿法"的理论雏形，《素问·汤液醪醴论》云："平治于权衡，去宛陈莝，微动四极，温衣。"王冰注曰："去宛陈莝，谓去积久之水物，犹如草茎之不可久留于身中也。全本作草茎。微动四极，谓微动四支，令阳气渐以宣行，故又曰温衣也。"张介宾进一步清晰指出阳气虚则寒湿的治法，补阳兼暖而祛寒湿，《景岳全书·贯集·卷三十一·杂证谟·湿证·论治》云："盖凡湿而兼寒者，未有不由阳气之虚，而利多伤气，则阳必更虚，能无害乎？但微寒微虚者，即温而利之，自无不可，若大寒大虚者，则必不宜利，此寒湿之证，有所当忌者也……故凡治阳虚者，只宜补阳，阳胜则燥，而阴湿自退。"《类经·卷十四·疾病类·五实五虚死》亦云："阳虚者宜补而兼暖。"尤其是在阳虚所致寒湿侵袭的水肿等病症，应通过温阳来治疗，《医述·卷八·杂症汇参·肿胀》曰："初乃寒湿郁遏，久则阳气渐衰，阴气独盛。人身之气，热则流通，寒则凝结。凝结则胀满生焉。"《医述·卷五·杂症汇参·湿》又曰："属阳虚者，因湿化寒，则真火内败而寒湿更积蓄不消……确知其为阳虚生湿也，须益火补阳，则阳气流通阴湿不攻而自走。"

靠近寒冷的时候靠近阳光，会感到温暖舒适；植物在阴凉的地方无法生长或生长较慢，在有阳光温暖的地方则茂密生长；秋冬寒凉则大地萧瑟，春夏温暖则万物皆生;尤其是上文所述冬天的水因寒而结冰,春天水随天温暖而融化,基于等等诸如此类的自然体会,古代医家做了一定的总结,如《石山医案·卷上·营卫论》云:"人禀天之阳为身之阳……譬如天之日月,皆在大气之中。分而言之,日为阳,月为阴……又曰:阳不足者,温之以气。予谓天之阳气,包括宇宙之外,即《易》所谓'天行健',《黄帝内经》所谓'大气举之者'是也。此气如何得虚,虚则不能蓄住地矣。"《医宗必读·卷一·水火阴阳论》亦云:"熙之以阳光,濡之以雨露,水火和平,物将蕃滋,自然之理也……然物不生于阴而生于阳,譬如春夏生而秋冬杀也。又如向日之草木易荣,潜阴之花卉善痿也。"《古今医统大全·卷三十·胀满门·病机》曰:"大抵脾湿有余,无阳不能施化。如土久于雨水则为泥矣,岂能生化万物?必待和风暖日,湿去阳生,自然生长矣。"这些自然之理的认识与"温阳祛湿法"理论的发展相辅相成,故喻昌认为,无论是"冬月之湿为寒湿"还是夏月时的"阴湿得以据之",只要是阳虚而湿胜,就"舍助阳别无驱湿之法,亦不得不用之法耳",通过四季自然之体会,清晰地指出了阳虚而寒湿侵袭所致的疾病,需要助阳温散寒湿。程文囿更是通过晒太阳会感到温暖的自然之理,解释了温阳以去寒湿的治法原理,《程杏轩医案·辑录·洪并锋翁脾阳虚寒湿内伏重用温补治法》云:"夏月伏阴在内,当于寒湿中求之。议以理中汤,温理脾阳……经云:阳气者,若天与日,失其所则折寿而不彰,故天运当以日光明。日光不到之处,恒多湿生,土之薄也。经又云:脾苦湿,急食苦以燥之。脾阳健可冀运矣……安波按:华氏云,低窊湿处,必须以烈日晒之,此病是也。"

虽然这些医家并没有正式提出使用"温阳祛湿法",但这些理论为现代医家提供了创立的源泉,在1986年自付瑞卿主编的《中医方剂学》正式提出"温阳祛湿法"后,孟澍江、杨连生、侯树平等学者多沿用之。此外,"温阳化湿""温化水湿"亦是同义,于1965年在《中医方剂学讲义》中作为治法正式提出。

六、淡渗利湿法

淡渗利湿法是指使用淡渗之品的药物使湿邪从小便排出的治法,适用于水肿、癃闭、泄泻等病症。在中医理论中,治疗湿邪常以"甘淡利湿"为原则。这种治疗方法主要是通过使用具有淡渗利湿作用的药物来达到治疗效果。这些药物包括茯苓、猪苓、泽泻、滑石、通草和薏苡仁等，它们能够通过利尿、促进新陈代谢等方式，排出体内多余的湿气。

古人在农业实践中，为了提升防范自然灾害的能力与提高农作物的产量，修建起承担防洪、引水灌溉甚至航运的沟渠。其中十二渠、都江堰、郑国渠等影响较为深远，时至今日仍然承担着不可或缺的灌溉作用。《史记》载战国时期任用的西门豹，在邺县围绕黄河边修建了十二条渠道，需要浇灌田地时，可以开渠来引黄河水，直至西汉司马迁时，还"民人以给富足"。王冰时期修建的都江堰，太史公记载了通过修建渠沟，达到了洪水来犯时有专门泄洪渠道可以泄洪减灾，天旱的时候可以开支渠引河水来灌溉农田，还有利用渠道来行船的多项利民的庞大水利工程，使蜀地"水旱从人，不知饥馑，时无荒年，天下谓之'天府'也。"郑国渠更是通过引泾河水至洛河水的三百里河道旁修建渠道，使河中水得以灌溉大批田地成为良田，才使"秦以富强，卒并诸侯"。

治理水患时，可以挖掘渠沟来开渠泄洪；农地干旱时，可以利用渠沟引流河水来浇灌田地，在治疗人体内水湿为患的疾病时，通过自身的"沟渠"，即小便的通道，来顺势以排出体内水湿，无疑是最直接的方法，"淡渗利湿法"就是其典型的代表。"淡渗利湿法"的相关理论首次提出自《黄帝内经》时代，《素问·至真要大论》云："湿淫于内……以淡泄之。"王冰注云："淡，利窍，故以淡渗泄也……《灵枢经》（又称《灵枢》）曰：淡，利窍也。"《本草备要·药性总义》释云："湿为土气……淡能利窍渗湿。"《慈幼新书·卷十·疸》又云："湿淫于内，以淡泄之，故茯苓、泽泻之用，以利小便导湿为使。"《医方集解·卷十二·利湿之剂》再曰："水无常于五味，故淡能利水。"

而为什么以"淡渗"祛湿呢？因为在小便的形成通道中，水液是通过小肠下口渗入膀胱而形成的尿液，《灵枢·营卫生会》云："故水谷者，常并居于胃中，成糟粕，而俱下于大肠，而成下焦，渗而俱下，济泌别汁，循下焦而渗入膀胱焉。"张介宾释曰："济，姊同，犹醨滤也。泌，如狭流也。别汁，分别清浊也，别回肠者，谓水谷并居于胃中，传化于小肠，当脐上一寸水分穴处，糟粕由此别行回肠，从后而出，津液由此别渗膀胱，从前而出，膀胱无上口，故云渗入。"他还进一步解释所谓的膀胱上口是水液渗入的进口："凡自水分穴而下，皆下焦之部分也。按《三十一难》曰：下焦者，当膀胱上口，主分别清浊。其言上口者，以渗入之处为言，非真谓有口也。如果有口，则不言渗入矣。

何后世不解其意而争言膀胱有上口,其渗为甚。"这种认识应该来自先人通过屠宰猪、牛、羊等动物(鸡、鸭等禽类除外)这种朴素的生活实践,在发现水液从口经食管进入胃中,继而进入小肠,小肠内容物中的水液还很多,而到了大肠,肠内容物中的水分已经很少后,得到的结论是水液代谢后的"废液"都形成尿液并贮存在膀胱中。但是人们在当时的时代背景下,并没有发现胃肠道与膀胱直接相连的通道,故发明以水液自小肠下口"渗"入膀胱,形成尿液的论说。

金元四大家之一的朱丹溪在治疗湿邪内袭而致泄泻为病时,进一步阐述了"淡渗利湿法"的相关理论,《格致余论·金匮钩玄·附录·泄泻从湿治有多法》云:"云湿可成泄,垂教治湿大意,而言后世方论泥云:治湿不利小便,非其治也。故凡泄泻之药,多用淡渗之剂利之。"傅滋亦云:"按《经》云:大小便不利,无问标本,先利大小便。又云:在下者,引而竭之,亦是先利小便也。又云:诸泻小便不利,先分利之。又云:治湿不利小便,非其治也。皆当利其小便,多用淡味渗泄之剂利之,是其法也。"而李中梓进一步则用古代先人治理洪涝的经验,即通过挖掘的沟渠来泄洪以减少洪水的继续泛滥,让身处下游的百姓不受洪灾,来解释"淡渗利湿法"来治疗水湿而致的泄泻,《医宗必读·卷七·泄泻》云:"治法有九:一曰淡渗,使湿从小便而去,如农人治涝,导其下流,虽处卑监,不忧巨浸……又云:在下者,引而竭之是也。"吴鞠通则更为形象地以开沟渠、开支河,来分化洪灾的自然之理比类将大肠中的水分通过小便的"支河"以排出,从而减少大便中的水分,以减轻泄泻的症状,"此急开支河,俾湿去而利自止"。以上诸说,也开启了"利小便以实大便"治疗泄泻治法的先河,其实本质还是"淡渗利湿法"的应用,因为水液自小肠下口"渗"入膀胱形成尿液越多,自然通过小肠到大肠的水液就减少,泄泻症状自然减轻。

根据古代自然之理以及生活之悟,"淡渗利湿法"的理论开始逐步成熟,明代医家提出"淡渗治湿",《医学正传·卷二·湿证》云:"湿在中下,宜利小便,此淡渗治湿也。""淡渗利湿"是在《种福堂公选良方》中首次作为治法被提出,"秽浊缠染,口鼻吸受时序雨潮之湿,亦属不正异气。此芳香开气,淡渗利湿,一定成法。"

七、苦温燥湿法

苦温燥湿法,是指使用味苦性温的药物来治疗寒湿侵袭人体的治法,适用于水肿、痹症等疾病。

古人对于苦味的最早认识,应该与火相关。上古人们在火上面烧烤食物或者将湿润的兽皮、衣服烤干,如果时间比较长或者火量比较大,就会产生焦糊的气味,并且烧焦的食物吃起来有一种独特的味道——苦味。这也是后世人们通过生活中的常识来加以认识五行中"火"的原型,如《尚书·洪范》云:"炎上作苦。"《礼记·月令》亦云:"仲夏之月……其帝炎帝,其神祝融……其味苦,其臭焦。"

中医学在这种朴素的自然认识中,认为通过自然界中药食的五味,就能进行疾病的治疗,《素问·脏气法时论》云:"四时五脏,病随五味所宜也。"并在本篇中,对于脾厌恶湿的特性,指出可以"急食苦以燥之",王冰注云:"脾属阴土,喜燥恶湿。苦乃火味,故宜食苦以燥之。"对于湿邪内侵的病症,则明确指出可以用有燥湿功效的苦味药,《素问·至真要大论》云:"湿淫于内,治以苦热,佐以酸淡,以苦燥之。"王冰注云:"湿与燥反,故治以苦热,佐以酸淡也。燥除湿,故以苦燥其湿也。"张志聪释曰:"湿乃阴土之气,故宜治以苦热,苦能胜湿,热以和阴也……以苦燥之者,苦从火化也。《卦传》曰:燥万物者,莫熯乎火。"从王冰与张志聪的注解中,我们可以得到具有燥湿功效的苦味药食,应与自然界中的火密切相关,并且具有自然界中火的特性,可以烘燥"万物"。刘庚祥对于这种"抽其象,识其本"的认识方法,指出:"中医学的直观取象,好像是人类在亿万年与自然和人体本身的交往中找到的一种感觉,一种逻辑的归纳。"

高士宗依据火量不够就需要添火,火力太旺就需要撤火的自然之理,解曰:"湿淫于内,土气胜也。湿为阴,故治以火味之苦热。苦热不及,则佐以酸;苦热太过,则佐以淡。盖酸生火而淡泄火也。"通过比类自然界中把湿的衣物以火烘干的这种现象,如果火量不够或时间太短,则不足以干燥;火量太过或时间太长,则容易烤糊烤焦。因此在进行苦热除湿时,还要"佐以酸淡"。

《黄帝内经》提出了"苦温燥湿法"的始廓,在寒湿之邪侵袭,导致人体重着、胸腹胀满、水肿等病症时,可以使用有散寒、燥湿等功效的苦味药,如《素问·六元正纪大论》云:"感于寒湿,则民病身重胕肿,胸腹满……寒湿持于气交而为疾也……故岁宜以苦燥之温之。"张介宾对"以苦燥之温之"注云:"以苦燥之温之,善从火化,燥以治湿,温以治寒也。"他还在书中明确指出寒湿之病,"宜燥宜温非温不能燥也"。通过火以祛寒的生活常识自不必细说,而苦味药与自然界中火的温热特性密切相关。可见在对于寒湿侵袭为病导致的水肿、痹症等疾病,通过比类自然界中以火祛寒湿,而含燥湿、散寒功效的苦味药,可由火所推演络绎而来等一系列的自然之理与常识体悟,可得出"苦温燥湿法"的治疗方法。虽然以上医家没有正式提出此法,但是在此法的理论成熟上,诸多医家有不可磨灭之功。

此外,清代及以后,"苦温燥湿"开始以药物的功效提出,如《罗氏会约医镜》中的艾叶、《本草详节》中的石菖蒲等。民国时,金子久在其治小儿发热、头晕腹胀等症为病撰写的病案中,提出了"苦温燥湿"的治法,现代著作《实用中医基础学》《方剂学》《中医湿病学》《古今中医治法精要》《中医湿病证治学》多沿用之。

八、活血利水法

"活血利水法"是指使用活血化瘀的药物来通利体内水湿的治法,适用于水肿、腹胀等病症。

古人在"人与天地相参应"的思维以及古代解剖学不发达的影响下,很容易通过比类人体构造将自然界中普遍存在的现象来加以形容,如水与血,河道与经脉等,如管仲曾言:"水者,地之血气,如筋脉之通流者也。"这种思维,更是被传统中医学所吸纳,如《素问·离合真邪论》云:"地有经水,人有经脉。"《灵枢·经水》曰:"经脉十二者,外合于十二经水,而内属于五脏六腑。"《灵枢·邪客》亦云:"地有十二经水,人有十二经脉。地有泉脉,人有卫气。"因此,在自然界中河流的流动规律与起伏状态,自然就与人体中血液的循行规律有所对应,如《论衡·卷四·书虚》云:"夫地之有百川也,犹人之有血脉也。血脉流行,泛扬动静,自有节度,百川亦然,其朝夕往来,犹人之呼吸气出入也。"

基于人体中血液与自然界中水流相比类后,古人总结出人体中的水液与血液的关系亦非常密切,如《素问·经脉别论》云:"水精四布,五经并行。"张志聪注云:"水精四布者,气化则水行,故四布于皮毛。五经并行者,通灌于五脏之经脉也。《平脉篇》曰：谷入于胃，脉道乃行，水入与经，其血乃成。"说明人体中水液的运行输布、代谢等，与人体中五脏所络属经脉血液的生成、循行密不可分。如人体中的水液代谢之汗液与血液关系密切，《灵枢·营卫生会》云："夺血者无汗，夺汗者无血。"《伤寒论·辨太阳病脉证治》又云："亡血家不可发汗，发汗则寒栗而振。"王肯堂亦曾明言："夫汗者，心之所藏，在内为血，发外者为汗。"基于上述认识，同样血液也可以转化成人体中的水液，如《太平圣惠方·卷九十二·治小儿血淋诸方》云："心主于血，血之行身，通于膀胱。"在人体病理状态下，血液也可以化水，《古今医统大全·卷三十一·水肿门·水肿由脾虚所致》云："今为肿之水，乃腐浊之气渗透经络，流注溪谷，灌入隧道，血亦因之而化水。"尤其是人体体内有瘀血，更容易化水形成水肿，《金匮要略·水气病脉证并治》云："经为血，血不利则为水，名曰血分。"唐宗海亦云："又有瘀血流注，亦发肿胀者，乃血变成水之证。"通过以上总结，古人对于体内水液与血液，是相辅相成、互相影响，人体内水液与血液可以在一定条件下相互转化。

因此，取类自然界中河流因石头或山上泥土滑坡，导致河流阻塞而水流泛溢，通过疏浚河道，而使水流通畅的生活常识，人体中因瘀血而形成的"血液化水"的水肿，我们也可以利用"疏通"，即以活血化瘀来进行治疗，使体内水液运行，代谢通利。在体内瘀血化而为水形成水肿的病症中，古代众医家虽没有正式把"活血利水法"作为治法而提出，但是在其临床应用中则不乏其例，如《医学入门·外集·卷五·妇人门·经候》云："经水断而后肿，名曰血分。乃瘀血化水，闭塞胞门，比水肿更难治。但能调其经，则水自消，小调经散、葶苈丸。"《顾松园医镜·卷九·肿胀》亦云："调荣散，治瘀血肿胀，或单腹胀大……此消瘀之剂也。瘀血化水，致成肿胀，其水不去，势必不瘀之血，亦尽化为水矣。"而"活血利水"在古代医家著作中，多以药物功效出现，如《本草求真·卷七·血剂·温血·天仙藤》："蔓草，活血利水。"

王占玉在其病案中正式提出了"活血利水法"，以治疗瘀血所形成的水肿，陈家英、路志正等学者也都将"活血利水法"作为治疗瘀血所致水肿的方法之一。

九、通便导滞法

通便导滞法是指使用通利大便兼以祛湿的药物以祛除体内湿邪的治

法,此法适用于腹中胀满等病症。

在我们现实生活中,下水道不仅可用于雨水、污水的排涝,对于卫生清洁,甚至预防疫病的流行,都起着不可或缺的作用。古代先人也是很早就有了这种意识,春秋战国时期起,就有史料记载了下水道的修建,如《周礼·冬官·考工记》云:"窦,其崇三尺。"这种下水道的规制,一直被历代所沿用。"窦"有水道之义,而"渎"同样有排水沟的含义,如《荀子·修身》云:"厌其源,开其渎,江河可竭。"《尔雅》更是把"江淮河济"比喻为四条由内陆向大海奔流不复返的巨大排水沟,《尔雅·卷七·释水》云:"江淮河济为四渎。四渎者,发源注海者也。"

于是,通过比类生活中的下水道或者排水沟可以排出污水的这种生活知识,古人发现人体下焦中的大肠亦具有排泄糟粕的作用,如《灵枢·营卫生会》云:"下焦者,别回肠,注于膀胱而渗入焉。故水谷者,常并居于胃中,成糟粕,而俱下于大肠而成下焦。"而大便的出口——肛门,则位于下焦中大肠的末端,也可以比类大河入海的流出口,故又云:"下焦如渎。"张景岳释曰:"渎者,水所注泄,言下焦主出而不纳,逝而不反,故曰下焦如渎也……大肠、膀胱象江河淮泗而在下,故司川渎之化也。"因大便中含有水,故大肠作为大便的出口,也可以作为排泄体内积水的出口,《素问·阴阳应象大论》云:"中满者,泻之于内。"马莳注云:"谓蓄积有余,腹中胀满,当从而泻之也。如《灵枢·胀论》谓:五脏六腑皆有胀,而言无问虚实,工在疾泻。但今之医工,不敢言泻,而病人恐泻,致使中满之疾,绵延日久,经络闭塞而死。噫!与其泻迟而死,孰若泻早而愈?故《灵枢》疾泻之旨深哉!"

因而在《黄帝内经》时代,通过这种以通利大便来祛湿的治法,开启了"通便导滞法"理论先导。张仲景更是在治疗腹满病时加以应用,如《金匮要略·腹满寒疝宿食病脉证治》云:"腹满不减,减不足言,当须下之,宜大承气汤。"《金匮要略·水气病脉证治》亦云:"夫水病人,目下有卧蚕,面目鲜泽,脉伏,其人消渴,病水腹大,小便不利,其脉沉绝者,有水,可下之。"张从正作为"攻邪派"的代表,力主攻下之法,《儒门事亲·卷二·凡在下者皆可下式》则通篇来讲水肿、胀满等病以邪实为病机时,可以使用攻法,认为攻亦相当于补,尤其在治疗水湿泛溢为水肿时,通过大便的排污通道作用,还可以利水消肿,如《儒门事亲·卷十一·湿门》云:"次以导水、禹功,量病人虚实,泻十余行,湿去肿减则愈矣。是汗、下、吐三法俱行。"其中代表方剂"禹功散"之方名,更是通过比类大禹治水的典故,指出大肠亦可以作为水湿排泄的重要通道,《绛雪园古方选注·卷中·内科丸方·禹功散》解曰:"禹功者,脾湿肿胀肉坚,攻之如神禹决水。牵牛苦热,入脾泻湿,欲其下走大肠,当以舶茴辛香引之,以戊入丙至壬,开通阳道,走泄湿邪,决之使下,一泻无余,而水土得平。"

尤其是在治疗小便不能通利的水肿病时,不要犯"关闭城门使盗贼留在城内"的错误,要使用一切手段尽快使水湿排出,而大肠在人体中作为最大的排泄通道,自然必不可少,如《明医指掌·卷四·水肿》云:"湿郁盛则化为水,上达于头,下流于足,中满于身之前后,浮肿如匏,坚实如石,寒冷如冰,行坐又难,眠卧不得,病而至此,盖亦危矣!论治法,本当专利小水以宽其胀,但肿势太盛,内而膀胱,外而阴囊,相连紧急,阻塞道路,虽加利水之剂,苦无一线之通,病何由去? 必开其大便,以逐其水。随下而随补,则病已去而脾无恙,渐为调理,庶可得生。苟病势已极而犹守旧规,吾恐闭城门而欲其盗之出也,难矣!"

因此,在水肿病为实证病机时,通过比类水势较大时,有一较大排水口可以瞬间减缓其水势,总结出了利用大便导滞而出来通泄水肿,是更好地利用了大肠作为人体较大的排污通道口,比类自然界中四渎一样滔滔不绝、奔流不息的入海口,可以使体内水肿尽快消散,如《石室秘录·卷一·礼集·正医法》云:"天师曰:水肿之病,亦土不能克水也。方用牵牛三钱,甘遂三钱,水煎。一服即大泻水斗余,臌胀尽消。此则直夺其水势,而土得其平成矣。批:消水神方……然水势滔天,必开决其水口,则水旋消。此二味之中病源,妙在于猛也。"此外,陈士铎还认为水肿之病大都小便不畅,大便秘结,治疗时需用"夺治法",即"乃土气壅塞而不行,不夺则愈加阻滞,故必夺门而出,而水乃大流也",且主张用鸡屎来通便导滞,疗效更佳。

综上所述,"通便导滞法"的理论一直被历代医家所丰富完善,直至近代以来,诸如《中国药物学集成》《中医内科学概要》等专著在下法中有所涉及,但未明确提出"通便导滞法"。直至《积聚》一书提出"通便导滞法"作为祛除痰湿的治法后,《实用中医消化病学》《中医湿病学》《发热辨治》亦为沿用。《中医治法与方剂》将该法称为"泻下逐水法",《古今中医治法精要》将该法称为"攻下逐水法",都是该法之异名。

十、芳香化湿法

芳香化湿法是用气味辛香的药物取其宣通气机,悦脾化浊之效以祛除湿邪的治法。轻浅的湿邪,既不需燥,又不能利,譬如桌上微尘,只要拂而去之,治宜芳香化湿。香为气之正,芳香药正是借其清气之正,鼓舞人体正气,辟除秽浊邪气。故本法常用于治疗湿阻轻证或兼有表湿的情况。症见口淡,纳呆,胸闷,泛漾欲恶,大便溏薄,舌苔白腻,脉濡或浮。针对湿性腻浊,芳香药独具宣透湿浊的作用,故尤宜于湿邪显现浊象之证,症见口中甜腻、多涎、口气腐臭、舌苔垢腻或罩灰浊。

芳香化湿常用药物有藿香、佩兰、香薷、苏梗、石菖蒲、砂仁等。如藿香,清·黄宫绣《本草求真·卷三·散剂·温散·藿香》载:"辛香微温,香甜不峻。但馨香气正能助脾醒胃以辟诸恶。故凡外来恶气内侵,而见霍乱呕吐不止者,须用此投服。如藿香正气散,用此以理肺、脾之气,俾正气通而邪气除。"可见其芳香而不猛烈,化湿而不燥热,能祛除阴霾湿邪而助脾胃之气。又如佩兰,元·朱丹溪《本草衍义补遗·兰叶》曰:"禀金水之清气,而似有火……能散久积陈郁之气。"故以除陈腐、辟秽浊见长。清·雷少逸《时病论》所载"芳香化浊法",便取藿香、佩兰为主药"治五月霉湿,并治秽浊之气"。清·叶天士《临证指南医案·卷五·湿》亦云:"秽暑吸入,内结募原,脘闷腹痛,便泄不爽。法宜芳香逐秽。"

芳香化湿法适用于湿困脾胃,湿温初起等证。常用藿香、佩兰、紫苏叶、白豆蔻等,并配合淡渗利湿、燥湿的药物组成方剂,代表方剂如香苏平胃散、藿朴夏苓汤等。若湿困脾胃,运化失常,证见脘腹胀满,不思饮食,口淡无味,恶心呕吐,肢体沉重,怠惰嗜卧,大便稀溏,苔白腻而厚,脉缓等。治宜芳香化湿,理气和胃,方用香苏平胃散。湿温初起,湿郁卫气,证见头痛恶寒,身重疼痛,胸脘脾闷,不饥不渴,身热不扬,午后热甚,苔白腻,脉濡缓,治宜芳香化湿,宣透气机,方用藿朴夏苓汤。临床上应注意,湿温化燥,深入营血者不宜使用本法。

此外,湿邪往往会与秽浊之邪紧密结合,湿浊内侵,导致气机阻滞、清阳被蒙蔽。此时,治疗湿邪应当采用芳香辟秽与淡渗利湿相结合的方法,也就是中医所说的"芳香化湿法"。芳香辟秽药物众多,如藿香、佩兰、紫苏、白蔻仁、石菖蒲、白芷等,这些药物均具有芳香辟秽、化湿解浊的功效。例如,甘露消毒丹中,白蔻仁、藿香、石菖蒲等芳香化湿辟秽,茵陈、滑石、木通等则渗湿利水,共同治疗三焦湿热湿邪与秽浊之邪纠缠不清,给人体带来很大的伤害。然而,通过使用芳香化湿法,我们可以有效地化解湿邪与秽浊之邪,使人体恢复健康。

芳香化湿法的主要功效包括以下几个方面。

(一)驱散湿气

在中医理论中,湿气是一种病理性的体液积聚,常表现为身体沉重、困乏无力、腹胀、食欲不振、头重脚轻、皮肤潮湿等症状。湿气的产生可以由环境潮湿、体虚等多种因素引起。芳香物质具有挥发性,通过吸入或外用的方式能够直接作用于呼吸系统和皮肤,帮助驱散体内外的湿气。湿气的积聚可能导致身体不适,如沉重、困乏无力等症状,芳香化湿法可以有效改善这些不适。

(二)舒缓身心

某些具有芳香特性的草药或精油具有舒缓和放松的作用,可以帮助缓解压力、焦虑和疲劳。芳香化湿法可以通过调节神经系统的活动,促进身心的平静和放松。芳香化湿法是通过使用具有芳香味道的草药、植物或精油来驱散湿气,并帮助调节体内的湿度。常见的芳香化湿法包括芳香熏蒸、草药煮汤、精油按摩等。

(三)疏通经络

湿气的积聚可能导致经络堵塞,影响气血流通。芳香化湿的草药或植物通常具有清香特点,被认为具有消除湿气、疏通经络和舒缓身心的功效。芳香化湿的草药或植物可以促进经络的疏通,使得气血流通畅通,有助于改善身体的功能和健康。精油按摩则可以通过在皮肤上使用具有芳香特性的精油来促进湿气的排出。

芳香化湿法是中医中的一种辅助疗法,应该根据个体情况来选择和使用相应的草药或植物,以达到良好的效果。

第三节 祛湿方剂的配伍

祛湿方剂是治疗湿邪为病的一类方剂,由于湿邪多与风、寒、暑、热等邪相合,故祛湿又分为化湿、燥湿、利湿、胜湿等。临床应用祛湿方剂时,应根据其所见证候,随证加减。

一、配温经通阳药

湿为阴邪,遇寒则凝,得热则行,易伤阳气,"湿胜则阳微",而温经通阳药能振奋阳气,开发腠里,通调水道,使"水津四布,五经并行"。又因脾之运化水湿,肺之通调水道,都有赖于阳气的温助,而脾性喜燥恶湿,喜温恶寒,喜运恶滞,故前人有"非温不化,燥可去湿"之说。例如,桂附汤中用附子,实脾饮中用生姜、附子,即寓此意。

二、配健脾药

脾主运化水湿,为后天之本,气血生化之源。唯有脾气健旺,水湿运化有权,气化方能有根。气壮则水液能够运行,反之则水液难以运化,引起各种病变。从生理功能上讲,水液的代谢虽主要靠肺、脾、肾三脏,但脾居中州,通贯上下,是升降运动之枢纽,肺主通调水道和肾气化水无不与脾有关。由此可知,水液的代谢和输布与脾关系最密,故《黄帝内经》云"诸湿肿满,皆属于脾"。水与湿本属同源异流,根据五行相克的理论,脾为土脏,健脾药能使脾土旺盛,从而达到土盛克水而祛除水湿。故治疗内湿的一些方剂中多配伍健脾药,如实脾饮中的白术、茯苓、大枣、甘草;五苓散中的白术、茯苓等,体现了"治湿先健脾"这一定法和"脾旺湿自绝"这一治则。

三、配祛风解表药

祛湿药与祛风解表药相伍,也是临床上常见的一种方法。配解表药,主要适用于湿邪在表者,如羌活胜湿汤中的防风、蔓荆子,藿香正气散中的紫苏、白芷。对湿气在表者,不宜发汗太过,因湿性黏滞,大发其汗则发越阳气,耗伤阴液,湿邪仍然不去,故应微发其汗,温经通阳,则湿邪易去。以羌活胜湿汤为例,全方由羌活、独活、川芎、炙甘草、木本、防风、蔓荆子组成。从原方用量上来看,二活的用量为3钱,而防风的用量为2分,"轻而扬之",微发其汗,使风湿俱除。故《金匮要略》云:"盖发其汗,汗大出者,但风气去,湿气在,是故不愈也,若治风湿者,但微微似欲汗出者,风湿俱去也。"风药多燥,地上浊湿,风之即干。湿为土病,风为木病,木能胜土,故风药胜湿。风药多属味辛质轻之品,根据"辛甘无降、质轻主升"的药物升降原则,风药则有升阳之功,使脾清上升,胃浊得降,脾胃运化功能恢复,湿邪自然祛除,故五苓散、五皮饮中均有一定的风药。

四、配行气药

水湿内停,阻滞气机,影响脾的运化功能,出现肚腹胀满等证候,故祛湿剂中又多配以行气药,使水道疏通,水有出路。张景岳说:"凡治肿者,必先治水,治水者必先治气,若气不化,则水必不利。"实脾饮中的木香、厚朴、大腹皮,五皮饮中的陈皮、大腹皮等,均在行气而利水,以达祛湿之目的。

五、配清热燥湿药

湿为阴邪,若湿与热并存,或湿郁生热时,须用苦寒药燥湿。在治疗湿热郁结中焦时,苦寒药用量不宜过大,因苦寒过量会损伤中阳,中阳受伐,不能鼓邪外出,脾无阳则不运,清气不升,浊气不降,升降失常,气化失调,病邪不但不去,反而会加重。湿邪内蕴,郁而化热,导致湿热下注,则当清热利湿,如八正散。本方是治疗湿热郁结下焦的有效方剂,以木通、瞿麦、灯心草降心火,清小肠,利小便,祛湿热;栀子、大黄、车前、滑石泻三焦火;再配以利水通淋的扁蓄,使湿去热除,而达治疗目的。

六、配养阴扶正药

祛湿剂多属辛香、温燥、淡渗之品,易伤阴液,故猪苓汤中以利水药与养阴药的阿胶相伍,共奏滋阴利水之效,使水利而不伤阴,滋阴而不碍邪,驱邪顾正。对于脾、肺、肾虚之水肿、孕妇水肿,应佐以扶正固胎之品,以免胎元受损。肺主周身之气,通调水道,为"水之上源",祛湿药配宣肺药也是临床上常见的一种配伍方法。

以上所述,为一般常用规则,临证变化多端,须辨证加减,不可拘于一格。

第四节 现代对湿热证治则治法的总结

(一)祛风胜湿,采用汗法

通过轻微发汗,使蕴于体表之湿邪随汗而解,达到祛风胜湿、祛除人体肌表湿邪之目的。由于湿邪具有黏滞之性,不易速去,风湿之治运用汗法时应注意发汗的程度,正如雷丰在《时病论》"风湿"中所说:"可谓批郤导窾矣,更妙论汗之法,贵徐不贵骤。"

(二)疏表利湿,采用汗法

通过汗法之解表、疏表化湿作用,使蕴结在上焦或肌表的湿邪随汗而散,以达到化湿之目的。

(三)祛风散湿,采用汗法、消法

通过祛风除湿、消散湿邪的方法与措施,以达到疏风散邪、舒筋活络、止痛散湿之功。

(四)宣郁化湿,采用宣肺法、汗法

以开源导流。通过疏风解表、宣肺利水、开宣肺气、宣通毛窍、通调水道的方法,使上窍开而下窍泄,以达宣郁化湿之功。

(五)利湿化浊,采用利法、补法

通过淡渗分利、通利小便的方法与措施,导邪外出,使湿邪从小便而出,以达渗湿于下、湿邪透达于下之功。湿邪有重浊趋下之势,淡渗分利、通利小便是祛除湿邪最有效、最便捷、最确切的途径与措施,古人即有"治湿之法,不利小便,非其治也"(《三因极一病证方论·卷五》)之论。

（六）清热燥湿，采用清法

通过苦寒清热之品，取其燥性以燥其湿、直折其湿，达到燥湿祛邪之功。清热燥湿是治疗湿邪最彻底、最有效的方法。

（七）苦温燥湿，采用温法

通过苦温散寒之品，取其燥性以燥其湿，直折其湿，以达到燥湿祛邪之功。如《素问·脏气法时论》云："脾苦湿，急食苦以燥之。"

（八）芳香化湿，采用理气法、温法

利用性味芳香而有化湿作用的药物。通过其芳化宣上使肺通调功能正常，水湿得去，或芳香宣化使湿邪得出，或宣化湿邪，直接达到芳香化湿之目的。

（九）清热化湿，采用清法

通过清热之品，清利湿热，湿去热退，湿热分消，以达到清热化湿之功。

（十）宣气化湿，采用理气法

通过芳香轻化之剂以达疏通气机、宣通气机，透化湿邪，达到宣气化湿之目的。

（十一）温化水湿，采用温法、利法

通过温通阻气的药物，温阳化气，利湿行水，使水道通畅，以达扶阳化气、湿化饮去之功。

（十二）化气利湿，采用温法

通过温补肾阳的方法，温阳化气，化气利水，行水利湿，使肾主水功能恢复正常，达到利水、除湿、消肿之功。

（十三）升阳除湿，即风药胜湿法，采用汗法

通过使用性温味辛之风药，升腾阳气，使脾旺而清升浊降，浊阴自化，以达风能胜湿、升阳除湿之功。另外，因其气升浮，亦具有生发清阳、舒展经络的作用。

（十四）通阳除湿，采用利法

通阳除湿不是采用温阳法，而是应用分利法利小便，使湿邪有出路，使湿从下渗而热自退。采用利法,故古有"通阳不在温,而在利小便"(《温热论》)之说。

(十五)开达膜原,采用和法

用疏利透达之品,以开达盘踞于膜原的湿热秽浊之邪,使秽浊之邪表散。此法可消除秽浊、透邪破结、攻逐伏于膜原间的疫邪。

(十六)健脾燥湿,采用补法

通过健脾、补益脾气的方法,以达土旺,运化功能正常。其一,脾气旺盛,能杜其生湿之源;其二,运化水湿功能正常,可减少内生之湿邪;其三,健脾运湿燥湿,使湿邪得去,共同达到健脾、扶脾、化湿、祛湿之功。

(十七)健脾渗湿,采用补法

通过健脾益气的方法,使脾胃运化功能、小肠泌别功能正常,使湿邪从内外分消,湿邪得去。

(十八)运脾燥湿,采用理气法、祛湿法

通过运脾的方法,使脾胃运化功能正常,其一杜其生湿之源,其二用辛香之品运脾燥湿,使湿邪得去,达到运脾化湿、醒脾化湿之作用。

(十九)温脾化湿,采用补法

通过温运脾阳的方法,温化水湿,健脾助运,使湿邪从内而消,达到祛湿之目的。

(二十)通导湿热,采用下法、理气法

通过通腑泻下、通腑理气,使湿热之邪从大便而去,达到祛湿之目的。

(二十一)分消走泄,采用理气法、消法

通过宣展气机、宣气化湿、泄化湿邪的方法,使湿热之邪从上下分消,达到祛湿之目的。

(二十二)分清降浊,采用利法、补法

通过强化脾、肾的气化功能,强化小肠的泌别清浊功能,使水液归于膀胱,以利小便排泄湿浊,达到祛湿之目的。

第四章
湿热类疾病辨证论治

　　湿热类疾病包括春温、伏暑等,病因具有阴阳双重属性,多见有以脾胃为中心而弥漫全身的湿热症状,也会见有阴阳合邪的某些矛盾性症状。湿热类疾病反映了病邪对人体卫气营血及三焦所属脏腑的功能失调及实质损害,临床上多将卫气营血辨证和三焦辨证有机结合,共同用以湿热类疾病的辨治,常见证候辨治分为卫气分辨治、气分辨治、营血分辨治和后期辨治。

第一节　湿温

　　湿温是感受湿热病邪所引起的一种急性外感热病。初起见身热不扬、恶寒、身重肢倦、胸闷脘痞、苔腻、脉缓等湿遏卫气证候。临床以发病较缓、传变较慢、病程较长、病势缠绵,以脾胃为中心,多流连气分阶段为特征。本病虽全年可见,但好发于雨湿较盛、气候炎热的长夏之季。

　　湿温病名首见于《难经·五十八难》,"伤寒有五:有中风,有伤寒,有湿温,有热病,有温病。"将其归属于广义伤寒的范畴,并载其脉象为"阳濡而弱,阴小而急"。

　　汉代张仲景《伤寒杂病论》虽未明确论述湿温,但其泻心法为后世辛开苦降、寒温并用治疗湿温所师法。

　　晋代王叔和《脉经》首先提出湿温的病因证治,谓其病因是"常伤于湿,因而中暍,湿热相搏,则为湿温",其主症为"两胫逆冷,腹满叉胸,头目痛苦,妄言",其治则为"治在足太阴,不可发汗"。

宋代朱肱《伤寒类证活人书》提出以白虎加苍术汤为本病治疗主方。金元时期,刘河间认为湿为土之气,因热而怫郁,不得宣行而化热化火,提出了"因热致湿"的观点,他在《素问病机气宜保命集·病机论》中提出:"治湿之法,不利小便,非其治也。"并创制"天水散"(即六一散)开清热利湿法之先河。

明代李梴提出"生湿郁热""清热燥湿兼补中,此治湿热法也"的病因病机和治疗观。明末清初喻昌提出"分解湿热"的治则和治湿"律三条"。

时至清代,有关湿温的理论认识渐臻完善。叶天士在《温热论》中将温病分为夹风、夹湿两大类,提出湿热病与体质有关,即"在阳旺之躯,胃湿恒多;在阴盛之体,脾湿亦不少,然其化热则一"。还提出分解湿热的具体方法应是"渗湿于热下,不与热相搏,势必孤矣"及"通阳不在温,而在利小便"等。薛生白首撰湿热类温病专著《湿热病篇》,并对湿热病的因证脉治做了详细论述,认为"湿热病属阳明太阴经者居多,中气实则病在阳明,中气虚则病在太阴",并创湿热病按上、中、下三焦辨治的湿热病三焦辨证方法,论述了芳香化湿、理气化湿、淡渗利湿、清热燥湿、祛风胜湿等治湿五法,为湿热病的辨治奠定了较完整的理论基础,使湿热类温病的辨治自成体系。此后,吴鞠通《温病条辨》详细阐述了湿热病三焦分证论治规律,并创三仁汤、加减正气散、三石汤等治疗湿温的名方。后经王孟英、雷少逸、何廉臣、张聿青等医家的不断补充,湿温病的辨治内容更加丰富和完善。

根据湿温的好发季节和临床特征,西医学中的伤寒、副伤寒、沙门菌属感染、钩端螺旋体病、某些肠道病毒感染等具有湿温临床特征的感染性疾病,均可参考本病进行辨治。此外,临床各科消化系统疾病也可参考本病相关证候辨证论治。

一、病因发病

湿热病邪是本病的主要致病因素。湿热病邪的感受与季节、地域有关,夏秋季节天暑下逼,地湿上蒸,湿热交蒸时易形成湿热病邪,人处气交之中,则易感受湿热病邪。如吴坤安云:"凡暑月淫雨之后,日气煦照,湿浊上腾,人在湿浊蒸淫中感之……骤发而重者,为湿温。"此外,东南地卑水湿,久居湿地,易感湿邪,湿郁化热,湿热互结而致病。

但湿热病邪能否侵入人体,侵入人体后是否发病,还取决于人体脾胃功能的强弱。脾胃功能旺盛则感而不病,脾胃功能呆滞则感而发病,因此脾失健运是导致湿热病发生的内在因素。或因脾胃素虚、劳倦伤脾、过食生冷损伤脾胃;或因湿热偏盛季节,脾胃运化功能受其影响而呆滞,若再饮食不节,恣食生冷,或劳倦过度,或脾胃素虚,运化功能更易受损,导致湿邪内蕴,则"同类相召",外感湿热病邪乘机侵袭,内外相合而发为湿温。正如薛生白《湿热病篇》所说:"太阴内伤,湿饮停聚,客邪再至,内外相引,故病湿热。"提示湿温病的发病是内因和外因两方面相互作用的结果,对此,古代温病学家的观点甚为一致,如叶天士所言:"外邪入里,里湿为合。"吴鞠通亦曰:"内不能运化水谷之湿,外复感时令之湿。"可见内外合邪,方能发病。

二、病机演变

湿热病邪侵入人体多从口鼻而入,由肌表而伤者较少。如薛生白所言:"湿热之邪,从表伤者,十之一二,由口鼻而入者,十之八九。"因脾为湿土之脏,胃为水谷之海,二者同属于中土,而湿为土之气,湿土之气同类相召,湿热病邪致病多太阴、阳明受病,发展演变也以脾胃为病变中心。正如章虚谷所言:"湿土之气同类相召,故湿热之邪始虽外受,终归脾胃。"然湿热病邪具有蒙上流下、弥漫三焦之特性,故病程中其在阻滞脾胃气机基础上,又可随湿热弥漫留著不同部位,引起相应部位的气机阻滞表现。因湿为阴邪,其性重浊黏腻难以骤化,与热相合,如油入面,胶着难解,所以本病较一般温病起病迟缓,传变较慢,病势缠绵,病程迁延,而且在热势减退后又可复发,即"炉灰复燃"。

湿温初期以湿遏卫气为主要病理变化,湿热外遏肌表,内蕴脾胃。随病情发展,湿热郁蒸气分,病变重心以中焦脾胃为主。病偏于脾者,证为湿重于热;病偏于胃者,证为热重于湿;病在脾胃,则证为湿热并重。一般而言,病程前期多以湿重热轻为主,随着病程发展,湿邪逐渐化热,则逐渐转化为热重湿轻。同时脾胃阳气的盛衰也直接影响着湿热的转化。薛生白云:"中气实则病在阳明,中气虚则病在太阴。"即指素体中阳偏盛者,则邪从热化而病变偏于阳明胃,表现为热重于湿;素体中阳偏虚者,则邪随湿化而病变偏于太阴脾,表现为湿重于热。如中阳无明显偏颇,多为湿热并重之证。

湿热病邪郁蒸气分,虽以中焦脾胃病变为主,但因湿热有蒙上流下的特性,故可见湿热弥漫三焦,波及其他脏腑,导致较为复杂的病证。如石芾南所言:"湿之化气,为阴中之阳,氤氲腻浊,故兼症最多,变迁最幻,愈期最缓。"如湿热郁蒸蒙蔽于上,清窍壅塞,则引起头晕胸闷甚或神志昏昧;如湿热下注大肠,蕴结膀胱,则致大便溏而不爽、小便不利,甚或二便不通;如湿热蕴毒,上壅咽喉,内聚肝胆,则咽喉肿痛、身目发黄;湿热外蒸肌腠,则发白㾦等。湿热郁阻中焦日久,其热偏盛者,易化燥伤阴;其湿偏盛者,易损伤阳气。若感邪严重,湿热化燥化火,即可深逼营血,除有斑疹、昏谵等营血分一般见证外,多见络伤动血,尤以热伤肠络,迫血外溢而致大便下血为多见,严重者可因出血过多,导致气随血脱,危及生命。亦有因湿热久羁,致阳气衰微,即湿胜阳微,甚至可转化为寒湿。本病经过顺利者,病变可停留于气分而不再发展,或进入恢复阶段。随着湿热渐消,以胃气未醒,脾虚不运等证候为主。本病后期若善后失当,每有病情反复。

三、辨治要点

(一)辨病依据

1. 发病季节

本病多发生于夏秋雨湿季节,特别在长夏季节较为多见,其他季节雨湿较重时也可见到。

2. 起病较缓

本病初期即见恶寒身热不扬,进而热势渐高,稽留不退,并见头重如裹、身重肢倦、胸闷脘痞、苔腻脉缓等。

3. 传变较慢,病势缠绵

本病湿热留连气分阶段较长,病变以脾胃为中心,也可涉及其他脏腑。病程之中易见白㾦。后期邪随火化,损伤肠络,可见大便下血甚或气随血脱。或湿从寒化,致湿盛阳微等严重证候。

(二)辨证要点

1. 辨病程阶段

湿温病在发展过程中,虽然以脾胃为中心,留连气分阶段较长,但仍有卫气营血不同阶段之浅深变化。如湿温初期多为湿遏卫气,可见恶寒身热不扬、身重脘痞、苔腻脉缓。湿温发展至中期气分阶段,停留时间较长,以脾胃湿热为主,可见身热不扬,脘痞呕恶,苔白腻,或黄腻,或黄而微腻,脉濡数或滑数,并可弥漫三焦及其他脏腑。湿温后期可有湿热化燥,深入营血而见大便下血;或湿从寒化而见脘痞便溏、身冷汗泄等。湿温恢复期多表现为余邪未尽,而见脘中微闷、知饥不食等症。

2. 辨病邪部位

湿温病虽以脾胃为中心,但湿有蒙上流下、弥漫三焦的特点。因此,辨湿热偏上焦、中焦、下焦及所属脏腑,对湿温病诊治至关重要。湿热偏上焦肺卫,多见恶寒发热、头重、胸闷、咽肿、耳聋等;湿热蒙蔽心包,轻则神志淡漠,重则神识昏蒙等。若湿热阻于中焦胃脘,多见胃脘痞满、恶心呕吐、苔白腻或黄腻;偏于脾者,可见知饥不食、大便溏薄;湿热熏蒸肝胆者,可见身目发黄、胁肋胀满等。若湿热阻于下焦膀胱,则见小便不利,尿频尿急,甚或尿闭,或小便不通而兼热盛头胀;阻滞肠道则见大便不爽、腹满、下利黏垢等。

3. 辨湿热轻重

辨别湿热轻重程度是本病的辨证关键。湿温病在卫、气分阶段有湿重于热、湿热并重、热重于湿三种病理类型,均有胸痞、身重、苔腻等湿性黏腻重浊之见症。湿重于热者,以身热不扬、口不渴或口不渴饮、苔白腻、脉濡缓为特点;湿热并重者,以发热较甚、渴不欲多饮、溲赤、苔黄腻、脉濡数为特点;热重于湿者,以壮热、汗多、烦渴、小便溲短赤、苔黄微腻、脉濡数或滑数为特点。临证还应结合患者体质及病程阶段进行分析:脾虚者多湿重,胃热者多热重;初起及前期阶段多表现湿重于热,随着病情发展,湿渐化热,可转为湿热并重或热重于湿。

4. 辨虚实转化

湿温病过程中多以实证为主。初起的卫气同病、中期的气分脾胃湿热及后期化燥入血,均以邪实为主;病至后期,邪退正虚,多表现为脾胃虚弱,此为一般规律。临床也有以下特殊情况,如湿热留连日久,损伤阳气,致湿从寒化,甚则湿胜阳微;或湿热化燥损伤肠络,出现便血不止,气随血脱时,则病已由实转虚,而见身冷汗泄、脘痞苔腻或身热骤退、汗出肢冷、面色苍白、脉微欲绝等危重证候。

(三)论治要点

祛湿清热为本病的治疗原则。由于湿热病邪引起的病证具有湿与热的两重性质,为湿中蕴热,蒸酿为患,病情复杂。正如薛生白云:"热得湿而愈炽,湿得热而愈横,湿热两分,其病轻而缓,湿热两合,其病重而速。"故以分解湿热,使湿去热孤易于消解。同时祛湿和清热要二者兼顾,合理运用。

根据湿热所在部位的不同,分别施治。在上焦者宜芳化,在中焦者宜苦燥,在下焦者宜淡渗。湿温病初期多邪遏卫表,以上焦气机为湿热所困,肺气不得宣化为主要表现,同时还每兼有湿邪困脾。此阶段以湿重于热为特征,治疗宜用芳香化湿为主,兼以清热。病在中焦,湿渐化热,表现为湿热并重,治以苦辛通降,即以苦寒清热燥湿,辛苦行气化湿;如湿热蕴毒,湿毒症状显著者,则予清热解毒化湿;如湿邪进一步化热,出现热重于湿之证,则以清热为主,祛湿为次。如湿热下流下焦膀胱者,以淡渗清热利湿为主。详审湿热之偏盛,确定祛湿与清热的侧重。初起湿邪偏盛,宜芳化之品宣透表里之湿;中期湿热蕴蒸,湿邪偏重者,治以化湿为主,稍佐泄热;热邪偏重者,则以清热为主,兼以化湿;湿热俱甚者,则应清热化湿并重。

湿温初起治疗禁用辛温峻汗、苦寒攻下、滋养阴液。即吴鞠通提出的"汗之则神昏耳聋,甚则目瞑不欲言;下之则洞泄,润之则病深不解"。俗称湿温初起"三禁"。因湿温初期湿遏卫气,症见恶寒少汗、头痛身重、口不渴等类似伤寒在表的表现,易误作伤寒而予辛温发汗。因湿为阴邪,黏滞难于速除,峻发其汗不但湿不易祛,反易助热动湿,使湿随辛温发表药蒸腾上逆,内蒙心窍则神昏,上蒙清窍则耳聋、目瞑、不欲言;若湿阻中焦,气机不畅而见脘痞腹胀,甚或大便数日不解,易误当积滞而予苦寒攻下,则易损伤脾阳,使脾气下陷,致湿邪乘虚内渍,而致洞泻不止;湿热交蒸可见午后热盛,易误为阴虚而予滋润腻补,则滋腻助湿,反致湿热胶着难解,病情迁延难愈。但随着病情的发展,如湿热化燥,内结阳明或湿热夹滞者,则不可不下;而阴液已伤者,则滋阴养液之品又每常使用。因此,对湿温初起治法"三禁"应理解其主要是针对湿温初起而言的,而对湿温全过程的治疗则不可拘泥于"三禁"之说。此外,湿温病以中焦脾胃为病变中心,易于损伤脾胃功能,因此,治疗湿温病过程中应时时注意顾护脾胃,脾胃功能健全有利于湿邪的消散。苦寒之品每可败胃,在湿温病治疗中不可过量、久服;苦寒攻下中病即止,避免损伤脾胃。

四、临床举例(伤寒、副伤寒)

伤寒与副伤寒分别是由伤寒杆菌和副伤寒杆菌引起的急性肠道传染病。典型的临床表现为稽留热、全身中毒症状、相对缓脉、玫瑰疹、脾大与白细胞减少。主要并发症为肠出血与肠穿孔,多属于湿温范畴。

湿热之邪是主要致病因素,饮食不节,脾胃受伤,导致湿邪内困是该类疾病发生的条件。初起湿热之邪从口鼻侵入人体,困遏卫表,一般为时短暂。继而外邪传里,表证解除,气分湿热郁蒸。素体中阳偏旺者,邪从热化而病变偏重于胃,表现为热重于湿,可化燥化火,灼伤肠络,出血便血。素体中阳不足者,则邪从湿化,病变偏重于脾,表现为湿重于热,困郁日久,损伤阳气,甚可出现湿胜阳微的不同转归。还可因湿热不解,阻遏气机,产生多种病理变化。若湿热化火化燥,则出现热盛伤津,内迫营血,内闭心包,引动肝风等变证。湿热黏滞难解,后期湿热留连,可灼伤气阴,导致气阴两伤。可见,湿热内阻往往贯穿整个发病过程,清热祛湿法贯穿肠伤寒治疗的始末。

分解湿热,使湿去热孤是伤寒、副伤寒中医治疗的基本原则,既要祛湿,又要清热。此外还应注重疏理三焦气机。伤寒、副伤寒湿遏热伏,热处湿中,往往胶结难解,且湿性黏滞,易遏清阳,阻滞气机。因而治疗中常用分消走泄、宣通三焦之法,使湿热之邪从不同渠道,因势利导而驱邪外出。常用杏仁、枳壳、桔梗、橘皮、紫苏叶等开发上焦,宣畅肺气;藿香、茵陈、佩兰、郁金、厚朴等疏通中焦;以茯苓、泽泻、大腹皮、滑石等渗泄下焦。如初起湿重热轻,邪遏卫表,治宜清热透表、芳香化湿,方可用藿朴夏苓汤加减;继而湿热并重,郁阻气分,则清热祛湿并举,以王氏连朴饮为主方,视其湿热的偏胜,或祛湿或清热为主;若湿热困郁,蕴毒发黄,治以清热祛湿,化浊解毒,方可用甘露消毒丹加减;若热重于湿,困阻中焦,治以清热解毒,佐以化湿,方用白虎加苍术汤加减治疗;若湿热弥漫三焦,宜清热利湿,宣通三焦,可用三石汤加减(方由滑石、生石膏、寒水石、杏仁、竹茹等组成);若湿热蒙蔽清窍,神识昏蒙,时清时昧,主以清热化湿、豁痰开窍,方用菖蒲郁金汤加减;若湿热化燥,伤络便血,则用清热解毒、凉血止血法,方用犀角地黄汤加减,如便血不止,气随血脱,则急宜益气固脱,摄血止血,方用独参汤合黄土汤加减;若引动肝风,出现神昏痉厥等,可予安宫牛黄丸或紫雪丹合菖蒲郁金汤加减;若病变后期,余邪留连,气阴两伤,则以清养气阴、泄除余邪为法,方用竹叶石膏汤加减为治。

第二节 伏暑

伏暑是由暑邪伏藏,为秋冬时令之邪所诱发的一种急性外感热病。本病起病急骤,病情较重,初起即见高热、心烦、口渴、脘痞、苔腻等暑湿郁蒸气分证,或见高热、烦躁、口干不甚渴饮、舌红绛等暑热内炽营分证。由于本病发病季节有秋冬迟早之不同,因而又有"晚发""伏暑晚发""伏暑秋发""冬月伏暑"等名称。

伏暑理论源于《黄帝内经》。《素问·生气通天论》载:"夏伤于暑,秋必痎疟。"这是暑邪内伏而秋发为病的最早记载。宋代《太平惠民和剂局方》中首载"伏暑"之名:"丈夫妇人伏暑,发热作渴,呕吐恶心,黄连一味为丸。"但其"伏暑"系指病因而非病名。明代王肯堂《证治准绳》明确指出:"暑邪久伏而发者,名曰伏暑。"首先确立伏暑病名。清代许多温病学家对伏暑的因证脉治有了更加深入的研究,如俞根初《通俗伤寒论》指出:"夏伤于暑,被湿所遏而蕴伏,至深秋霜降,及立冬前后,为外寒搏动而触发。"再如吴鞠通《温病条辨》所说:"长夏受暑,过夏而发者,名曰伏暑。"并制定了治疗方剂。其他如周扬俊《温热暑疫全书》、吴坤安《伤寒指掌》、陆子贤《六因条辨》等书,都设专章讨论伏暑的发生发展及诊治规律,从而使本病在理论和诊治上渐臻完善。

现代医学的肾病综合征出血热、播散性脑炎、钩端螺旋体病等疾病,其临床表现与伏暑临床特征相似,可参考本病辨证治疗。此外,消化系统、血液系统及神经系统亦有某些疾病可参考本病相关证候辨证治疗。

一、病因发病

伏暑是夏季感受暑邪,伏藏于体内,至深秋或冬月,为秋冬时令之邪所诱发。如吴坤安说:"晚发者,长夏暑湿之邪留伏于里,至秋新邪引动而发也。"可见,伏暑的诱因多为秋冬时令之邪,病因为暑邪,主要是暑湿之邪,正如吴鞠通所言:"暑得湿则留也。"

　　伏暑的内因是正气亏虚,主要是气虚。吴鞠通《温病条辨》指出:"长夏盛暑,气壮者不受也;稍弱者,但头晕片刻,或半日而已;次则即病。其不既病而内舍于骨髓,外舍于分肉之间者,气虚者也。盖气虚不能传送暑邪外出,必待秋凉金气相搏而后出也。其有气虚甚者,必待深秋大凉,初冬微寒相逼而出。"当机体夏季感受暑邪后,根据邪正强弱之不同,有不病、即病、邪气隐伏过时而发三种可能。若正盛邪微则不发病;若正虚邪盛,或正盛邪实,均可感邪即病;若感邪后,正虚较甚,不足以抗邪外出,导致邪气伏藏,至秋冬复感时令之邪触动而发病,此时气虚愈甚,病发愈晚,病情愈重。

二、病机演变

　　伏暑具有发病急骤、病情深重、证候复杂、病程缠绵的特点。由于邪伏部位不同和伏邪性质的变化,伏暑发病有两种类型。若为暑湿病邪,多郁伏于气分,其病变多以暑湿内郁气分而发;若为暑热病邪或暑湿病邪郁而转化为暑热病邪,多郁伏于营分,其病变多以暑热内炽营分而发。由于伏暑多为外感时邪诱发,故无论病发于气分还是发于营分,初起多兼有邪袭卫表证,形成卫气同病或卫营同病。一般而言,病发于气分,病情较轻;病发于营分,病情较重,临床上以病发气分者为多。此外,伏暑病情的轻重与病发时间的迟早也有一定的关系,如吴鞠通认为:"霜未降而发者少轻,霜既降而发者则重,冬日发者尤重。"

　　病情进一步发展,若初起卫气同病者,表证消失后则见暑湿郁阻少阳,进而暑湿困阻脾胃,或暑湿积滞搏结肠腑,由于暑与湿有轻重的区别,以及中气强弱的不同,故病程的演变可湿化寒化而伤阳,也可热化燥化导致胃热阴伤,甚至可深入营血。若初起卫营同病者,表证消失后则见热灼营阴,心营热盛,脏病及腑可下移小肠;邪热深入血分而见热瘀交结,内闭包络,或导致瘀热蕴结下焦等。病变过程中因正气耗伤,可出现瘀热仍在,且气阴两伤。本病后期可见肾气大伤,下元亏虚,固摄失职的病理变化。

三、辨治要点

(一)辨病依据

1.发病季节

在深秋或冬季,多由新感诱发。

2. 起病急骤

初起即见高热、心烦口渴、脘痞、苔腻等暑湿郁蒸气分证；或见高热、心烦、舌绛少苔，甚至皮肤、黏膜出血发斑等暑热内炽营分证。均兼见短暂的卫表证。

3. 证候复杂，病情较重

病程中既有新感与伏邪的同病，又有暑湿和暑热的杂见，还有病发于气分和营分的不同，以及阴伤或阳脱的不同转归；严重者可出现尿少、出血、发斑、神昏、厥脱等危重证候；邪退后，还可见多尿、遗尿等肾虚失固之象。

（二）辨证要点

1. 辨伏邪性质

首先辨别必须是暑湿内伏还是暑热内伏。暑湿内伏者，多发于气分，且易在气分流连，多见胸脘痞闷、大便黏滞、苔腻等湿象；暑热内伏或暑湿伏而化热者，多发于营分，而见心烦、斑疹、舌绛少苔等表现。

2. 辨病发部位

伏暑初起有发于气分和发于营分的区别。病发气分，初起暑湿在气而兼表证，气分阶段的脏腑病位可在少阳、脾胃、肠腑等；病发营分，初起暑热在营而兼表证，病程中病位可涉及心包、小肠、肝、肾和全身脉络。

3. 辨诱发因素

本病多于秋冬季节由新感之邪诱发，不仅有风热，也可由风寒或燥邪等诱发，虽然新感引起的表证短暂，亦须正确辨治。

（三）论治要点

本病为感受暑邪郁伏，故清泄伏邪、清暑化湿或清暑泄热为其基本治疗原则。

本病初起表里同病，但以里热为主，故治疗以清里为主兼以透表。卫气同病，宜解表清暑化湿，卫营同病，则宜解表清营泄热。表证消失后，邪在气分阶段，若暑湿郁阻少阳，治宜清泄少阳，分消湿热；暑湿积滞，搏结肠腑，治宜导滞通下，清热化湿；本阶段根据暑与湿的孰多孰少，其治疗方法与暑温夹湿、湿温夹暑之气分证治基本相同，可互相参照。如吴鞠通所说："伏暑、暑温、湿温，证本一源，前后互参，不可偏执。"

邪在营血，其治疗大体与温热类温病邪入营血分的治法相同，但要注意从湿热陷入营血者的治疗与从温热陷入营血者的治疗有所不同,如叶天士所说:"如从风热陷入者,用犀角、竹叶之属;如从湿热陷入者,犀角、花露之品,参入凉血清热方中。"

本病多有小便异常及出血、斑疹的发生。若出现小便短少不利,可见于气、营、血各阶段,气分热结阴伤,治宜滋阴生津,泻火解毒;心营热移小肠,治宜清心凉营,清腑泻火。若本病后期,出现小便频数量多,甚至遗尿,乃肾虚失固所致,治当益肾缩尿。

伏暑其斑疹多见于皮肤、黏膜,乃血分热瘀交结,脉络损伤,迫血妄行所致,治以凉血化瘀。若热瘀较甚,或津气耗伤严重,或大量出血,导致脏腑衰竭,出现气阴两脱或阳气外脱,则应益气养阴或回阳固脱。部分患者后期可留有震颤、瘫痪等症,可参考温热类温病"虚风内动"等证候的治疗。

(四)临床举例(肾综合征出血热)

肾综合征出血热是由汉坦病毒引起的自然疫源性急性传染病,临床上以发热、出血、肾损害三大主要特征及发热期、低血压休克期、少尿期、多尿期和恢复期等五期经过为主要特点。本病全年可散发,多发于秋冬季,病情较重,与"冬月伏暑"类似。

中医学认为本病发生主要与温热或湿热疫毒有关,平素肾阴亏虚,脾胃不足,加之冬春气候反常,雨水较多,也是导致外邪侵袭而发病的重要因素。病发时表现短暂恶寒、发热、头身痛等卫表证后,迅速见恶寒发热、头痛、腰痛、眼眶痛、食欲不振、恶心呕吐、腹胀、腹泻等卫气同病表现;发病后不久,恶寒消失,体温急骤上升,即见高热,颜面及眼眶区明显充血,有出血点或出血斑,证候表现为气营同病或气血同病。若因热毒内炽,气机闭郁,易发厥逆,或热厥夹瘀,或水热瘀结,严重者邪伤气阴,正气虚败,阳气衰竭呈现高热骤退、身出冷汗、疲乏无力、肢冷脉伏,进入低血压休克期。病情进一步发展则热结血瘀,尿少尿闭,则为少尿期,其毒无出路,变证丛生。轻则湿热结聚膀胱气化不利而少腹满,小便赤涩或水血蓄积,水道不通则少腹刺痛,肌肤衄血;或肾阴亏耗而尿少尿闭,唇焦齿槁,皮肤干燥,精神恍惚,也可出现肾阳衰败,气化无能而尿少;重则邪陷厥阴,心肝受病而神昏、痉厥、抽搐或水无出路,水饮壅肺而胸满喘急、痰涎壅盛。少尿期过后,进入多尿期,若肾络瘀阻不通,腰部刺痛,瘀斑,尿多而涩滞;若阳虚水湿内停可面肢浮肿,尿多清长;邪去正虚,肾气不固,膀胱失约则腰酸肢软,尿频量多。进入恢复期,正气不足,诸脏俱虚,因体质类型有别,感邪轻重不同,病理状况亦不一,以肾阴亏损最常见与突出。

总的治疗原则为清热解毒化瘀。然证有在气在营之分,若是气分兼表,宜辛凉宣透,解毒祛邪;若气营同病,则气营两清,解毒泄热;热厥夹瘀,宜清热解毒,凉血化瘀;气阴耗竭或正虚阳亡,治以养阴敛汗,益气固脱,或回阳救逆;内闭外脱者,则宜益气固脱开闭;若毒无出路,变证丛生,根据具体病情而采用清热解毒,淡渗利尿;滋阴生津,泻火解毒;化气利水,破瘀通下;滋阴养肾,清热利尿;温肾祛湿利尿;泻肺平喘,逐水利尿;凉肝息风,清心解毒等法。多尿期多为肾气不固,故常采用温补肾气,固摄膀胱;活血祛瘀,益气复肾;通阳益气,健脾祛湿等法。进入恢复期,余邪未尽,诸脏俱虚,则以清热生津,益气和胃;滋阴养肾,佐以清火;健脾益气,甘寒生津益胃等以善其后。

第三节　湿热类疾病常见证候辨治

一、卫气分辨治

(一)湿遏卫气

【证候】　身热不扬,恶寒,午后热显,无汗或少汗,头痛如裹,身重肢倦,胸闷脘痞,面色淡黄,口不渴,苔白腻,脉濡缓。

【病机】　本证为湿温初起卫气同病,湿重热轻之候。湿遏卫阳,邪正相争,腠理开合失常,故恶寒发热而无汗或少汗;因热处湿中,热为湿遏,故身热不扬;湿热交蒸于午后,则午后热甚;湿性重浊,蒙蔽清阳,故头重如裹,客于肌腠则身重肢倦;湿阻中焦,气机升降不畅,故胸闷脘痞;面色淡黄、口不渴、苔白腻、脉濡缓均为湿邪偏盛的征象。

【治法】　芳香化湿,宣通气机。方药藿朴夏苓汤或三仁汤。

藿朴夏苓汤(《医原》)

藿香二钱,姜半夏一钱半,赤苓三钱,杏仁三钱,薏苡仁四钱,蔻仁六分,猪苓钱半,泽泻钱半,淡豆豉三钱,厚朴一钱。水煎服。

本证属卫气同病,故以藿朴夏苓汤宣化表里之湿。方中淡豆豉宣肺解表,杏仁开宣肺气,气化湿亦化;藿香、厚朴、半夏、蔻仁芳香化浊,燥湿理气,使湿邪得除,气机调畅;薏苡仁、猪苓、赤苓、泽泻淡渗利湿,引邪从小便而去。石蒂南云:"湿去气通,布津于外,自然汗解。"本方集芳香化湿、苦温燥湿、淡渗利湿于一方,上中下三焦同治,使表里之湿内外分解。

三仁汤(《温病条辨》)

杏仁五钱,飞滑石六钱,白通草二钱,白蔻仁二钱,竹叶二钱,厚朴二钱,生薏仁六钱,半夏五钱。甘澜水八碗,煮取三碗,每服一碗,日三服。

本方以杏仁轻宣肺气;白蔻仁、厚朴、半夏芳香化浊,燥湿理气;生薏仁、滑石、通草淡渗利湿;竹叶轻清宣透郁热。吴鞠通云:"惟以三仁汤轻开上焦肺气,盖肺主一身之气,气化则湿亦化也。"石蒂南也指出:"治法总以轻开肺气为主,肺主一身之气,气化则湿自化,即有兼邪,亦与之俱化。"

【临床运用】　藿朴夏苓汤与三仁汤两方组成相似,均有开上、畅中、渗下的作用,能宣化表里之湿而用于湿温初起表里合邪、湿遏卫气之证。但藿朴夏苓汤用豆豉配藿香芳香透表,用薏仁、猪苓、泽泻淡渗利湿,故用于湿邪偏于卫表而化热不明显者;而三仁汤因有竹叶、滑石、通草能泻湿中之热,故用于湿渐化热者,或里湿蕴热者。

对湿温初起湿遏卫气证的治疗虽用开上、畅中、渗下之法,但因病邪偏于中上二焦,所以用药主以芳香化湿之品宣化湿邪,常用藿香、佩兰、大豆黄卷、白豆蔻、荷叶等。同时配伍宣展肺气之品,如杏仁、淡豆豉等,以取流气化湿之效。如热邪较重者,则伍以连翘、黄芩等清热之品,同时配伍淡渗之茯苓、滑石、通草、薏仁、竹叶等,既可通利小便导湿外出,又有助于湿热从小便外泄。

吴鞠通提出湿温初起当禁用辛温发汗、苦寒攻下和滋养阴液。本证所见湿郁肌表症状,类似风寒表证,但从脉不浮紧而濡缓、项不强痛而胸闷脘痞、舌苔腻等可资鉴别;本证湿郁气机之胸闷脘痞、苔腻,有似食滞里证,但从无伤食病史、无嗳腐食臭、无腹痛等可资鉴别;本证午后热甚,状如阴虚,但无五心烦热、舌红少苔等阴虚内热见证,可资鉴别。

【适用疾病】　各种感染性疾病尤其是肠道感染性疾病如伤寒、副伤寒、上呼吸道感染、肺炎支气管炎、手足口病等早期辨证属湿热者可参考辨治；其他如胃炎、肾炎、不安腿综合征亦可参考论治。

(二)暑湿犯表

【证候】 身热，微恶风寒，头痛胀重，身重肢节酸楚，微汗，脘痞，口不渴，舌尖红，苔白腻或微黄腻，脉浮滑数或濡数。若兼寒者，可见发热恶寒，甚则寒战，无汗，身形拘急，胸脘痞闷，心中烦躁，时有呕恶，舌苔薄腻，脉象浮弦。

【病机】 此为暑湿之邪郁遏肌表之证。暑湿袭表，闭阻卫分，则见微恶风寒；邪正交争而为身热，暑性炎热，故其身热较高；腠理郁遏而暑性开泄故微汗；邪热壅盛，则头重胀痛；暑湿遏阻经络肌肤，则身重、肢节痠楚；湿邪内阻，气机不畅，故脘痞、口不渴；舌尖红、苔白腻或微黄腻，脉浮滑数为暑湿在表之象。

若先受暑湿之邪，暑湿阻于里，再感寒邪，以致暑湿为寒邪所遏，寒邪外束，腠理闭塞，玄府不开，故发热无汗；卫表郁闭，邪正交争剧烈，则为恶寒，甚则寒战，身形拘急；湿邪内阻，清阳失展，气机升降失常，心神被扰，则胸脘痞闷，心中烦，时有呕恶；舌苔薄腻提示有湿邪内阻；脉象浮弦为暑湿犯表、寒邪困束之象。

【治法】 透邪达表，涤暑化湿。

【方药】 卫分宣湿饮或新加香薷饮。

卫分宣湿饮(《暑病证治要略》)

西香薷一钱，全青蒿钱半，滑石四钱，浙茯苓三钱，通草一钱，苦杏仁钱半，淡竹叶三十片，鲜冬瓜皮一两，鲜荷叶一角。水煎服。

方取香薷辛苦性温，气味芳香，能解表散寒，涤暑化湿；青蒿味苦性寒，气亦芳香，有清解暑邪、宣化湿热的作用。两药相配，香薷可助青蒿透表之力，青蒿可制香薷辛温之性。青蒿后下之意在于取气之芳香，合轻可去实之意。杏仁宣通上焦气机，鲜荷叶气味芳香而清暑热，滑石、茯苓、通草、冬瓜皮等甘淡渗湿，淡竹叶清热生津。

新加香薷饮(《温病条辨》)

香薷二钱、金银花三钱、鲜扁豆花三钱、厚朴二钱、连翘二钱。水五杯，煮取二杯。先服一杯，得汗，止后服；不汗，再服；服尽不汗，再作服。

本方为香薷饮加银花、连翘而成。方中香薷芳香可透在表之暑湿，辛温以解在表之寒,故李时珍称之为:"夏月之用香薷,犹冬月之用麻黄。"虑其寒湿之性入里而难散,故用厚朴燥湿和中,再合金银花、扁豆花、连翘以辛凉清热涤暑。吴鞠通称此法为辛温复辛凉法。药仅5味,却合散寒、化湿、清暑于一方。

【临床运用】　卫分宣湿饮和新加香薷饮均可治疗暑湿在卫,但前方辛温合以甘淡,意在透邪达表而化湿,适用于暑热之象较轻者;后方辛温配伍辛凉,重在解表寒清暑湿,适用于寒邪外束而暑湿内郁之证。若暑热较甚,可加西瓜翠衣、大青叶等,以加强清解暑热之力;若外寒甚而见恶寒明显、脉象浮紧者,可加荆芥、蔓荆子疏风散寒;若尿黄赤短少,可加用芦根、滑石等,以导湿下行,并使暑热有出路;若药后汗出恶寒解,香薷即应停用,以免其发散太过而耗伤正气。

【适用疾病】　夏季呼吸道感染、肠道感染、空调病可参考论治。

（三）卫气同病

【证候】　发热恶寒,头痛,周身酸痛,少汗,心烦口渴,小便短赤,脘痞,苔白腻,脉濡数。

【病机】　本证为伏暑初起,暑湿内郁气分,时邪束表,卫气同病之候。暑邪内郁气分,故见心烦口渴、小便短赤;湿邪阻滞气机则脘痞;时邪郁表故见发热恶寒、头痛、周身痠痛、无汗或少汗;苔白腻、脉濡数乃暑湿郁阻气分之象。

【治法】　清暑化湿,疏表透邪。

【方药】　银翘散去牛蒡子、玄参加杏仁、滑石方(《温病条辨》)。

金银花一两,连翘一两,苦桔梗六钱,薄荷六钱,竹叶四钱,生甘草五钱,荆芥穗四钱,淡豆豉五钱,杏仁六钱,飞滑石一两。服如银翘散法。

本方由银翘散加减而成,用于风热袭表,暑湿内郁者。银翘散疏透表邪,轻清泄热;加杏仁开宣肺气,气化则湿亦化;滑石清利暑湿。去牛蒡子、玄参意在提示用药不宜寒凉滋腻过重,以免阻碍湿邪祛除。

【临床运用】　①本证与秋冬季节因外感风寒而引起的伤寒表证相鉴别:风寒在表,以发热恶寒、头痛无汗等表证为特点,而无心烦口渴、脘痞苔腻等暑湿郁阻气分的里证。②本证与春温初起发于气分兼有表证相鉴别:春温发于春季,为郁热在里;伏暑发于秋冬,乃暑湿内蕴。

若表寒较重者,加荆芥、防风以增强解表散寒之力;若胸闷明显者,加郁金、豆豉宣郁理气；若呕吐痰多者，加半夏、陈皮、桔梗理气化痰；若小便短赤者，加淡竹叶、薏苡仁、白通草清利湿热；若湿阻气滞较甚者，加半夏、藿香、滑石等祛湿宣气；若暑热较盛者，加栀子、竹叶、通草等清暑泄热；若表寒外束，暑湿内蕴且暑热较甚者，治以黄连香薷饮，用香薷、厚朴、扁豆解表散寒，涤暑化湿，黄连清热除烦。

【适用疾病】 流行性出血热、病毒性脑炎、伤寒、登革热、钩端螺旋体病、败血症等病，如发病季节、临床特征与伏暑早期卫气同病相似，可参考本病进行辨证论治。

二、气分辨治

(一)湿热阻闭中上焦

【证候】 身热不扬，胸闷脘痞呕恶，甚则胸中窒塞、脘腹绞痛，烦躁，目昏神乱，舌苔白腻或黄腻，脉濡数。

【病机】 本证为湿热兼夹秽浊壅遏蒙蔽中上焦之候。湿热秽浊之邪阻闭胸中清阳，则见胸闷痞塞，湿浊中阻则脘痞，胃失和降故呕恶，甚则气机逆乱而绞痛或有窒塞感；浊邪害清则可见目昏神乱，舌苔黄腻或白腻，脉濡数为湿热俱盛之象。

【治法】 理气化湿，辛通开闭。

【方药】 薛氏辛通开闭方(《湿热病篇》)。

草果、槟榔、鲜菖蒲、芫荽、六一散、皂角。地浆水煎服。

方以草果、槟榔辛开理气，菖蒲、芫荽芳香辟秽，皂角逐秽解毒，六一散清利湿热。地浆水亦有清热逐秽解毒之功，其制法是选黄土地挖坑三尺，以新汲水倒入搅浊，俟其沉淀，取清水而得。全方共奏化浊辟秽、利气开闭之功。

【临床应用】 临床可适当配伍郁金、竹沥、玉枢丹等芳香辟秽，豁痰化浊。若湿浊偏重，症见神识如蒙、头胀、呕逆、渴不多饮，可合用苏合香丸；若浊秽之气较重，见头目不清、面目垢浊、口喷秽气者，加苍术、川朴、滑石、甘草等；若症尚轻，以不饥不食、头脑昏蒙为主，可予三香汤。还可配合藿香正气水、行军散等中成药，以及刮痧、扯痧、针刺等疗法。

【适用疾病】 急性胃肠炎、霍乱、病毒性脑炎、感染性肌痛症、饮水中毒、食物中毒、中暑、夏季感冒等辨属该证则可参考应用。

(二) 湿热阻肺

【证候】 发热,或见胸闷、脘胀、咳嗽痰多色黄,甚则喘促,苔黄腻或白腻,脉滑数。

【病机】 本证为湿热伤肺,酿湿生痰,阻滞肺气之候。湿热伤肺,邪正相争故发热;湿热酿痰,阻滞于肺,肺气不得宣降,故可见胸闷、脘胀、咳嗽痰多,甚则喘促;苔白腻或黄腻、脉滑数为湿热之象。

【治法】 轻宣肺气,化痰利窍。

【方药】 千金苇茎汤加杏仁、滑石方(《温病条辨》)。

苇茎五钱,薏苡仁五钱,桃仁二钱,冬瓜仁二钱,滑石三钱,杏仁三钱。水八杯,煮取三杯,分三次服。

方以辛淡为法,滑石、薏苡仁、冬瓜仁清热祛湿,苇茎宣肺利湿,杏仁、桃仁宣肺气、通肺络。

【临床应用】 若咳嗽痰多,咳声重浊,兼足太阴湿土,可合二陈汤;若痰黄、咽痛可加黄芩、牛蒡子、鱼腥草等以清热。

【适用疾病】 病毒性肺炎、急慢性支气管炎、胸膜炎、支气管哮喘、支原体肺炎、霉菌性肺炎等属本证者可参考应用。

(三) 湿热遏阻膜原

【证候】 寒热往来,寒甚热微,身痛有汗,手足沉重,呕逆胀满,舌苔白厚腻浊或如积粉,脉缓。

【病机】 本证为湿热秽浊郁伏膜原,阻遏气机所致。膜原者,外通肌肉,内近胃腑,为三焦之门户,一身之半表半里。湿热病邪从口鼻而入,直趋中道,膜原为必经之路,故湿温病初起阶段就可见邪阻膜原之证。湿热秽浊之邪阻遏阳气不能布达,肌表失于温煦则恶寒,阳气因郁而积,迫至郁极而通,则恶寒消失,而见发热汗出,邪正反复交争,故见寒热起伏,湿浊偏盛故寒甚热微;湿浊之邪,外渍肌肉,故见身痛、手足沉重;内阻脾胃,气机不畅,则见呕逆胀满;舌苔白厚腻浊如积粉、脉缓,均为湿浊偏盛的征象。

【治法】 疏利透达膜原湿热。

【方药】 达原饮或雷氏宣透膜原法。

达原饮(《温疫论》)

槟榔二钱,厚朴一钱,草果五分,知母一钱,白芍一钱,黄芩一钱,甘草五分。上用水二盅,煎八分,午后温服。

方中槟榔、厚朴、草果苦温燥湿,辛开气机,直达膜原,透达湿热秽浊;配知母滋阴清热,白芍敛阴和血,黄芩清湿中之热,甘草和中。全方共奏疏利透达膜原湿浊之功。

雷氏宣透膜原法(《时病论》)

厚朴一钱(姜制),槟榔一钱五分,草果仁八分(煨),黄芩一钱,粉甘草五分,藿香叶一钱,半夏一钱五分(姜制)。加生姜三片为引,水煎服。

本方为达原饮去白芍、知母之酸敛滋润,加化湿泄浊之半夏、藿香。方中厚朴、槟榔、草果辛温燥烈,直达膜原,开泄透达膜原湿浊;辅以藿香、半夏芳香理气,化湿除秽;佐黄芩清湿中蕴热;甘草和中。另以生姜为引,和胃降逆,宣通气机,以利湿浊透化。

【临床运用】 寒热往来是确立本证居半表半里病变层次的特殊表现;寒甚热微、舌苔白厚腻、脉缓是确定本证属于湿重于热的主要依据;舌苔白厚腻浊如积粉,是邪伏膜原的特征性表现。本证寒热往来似疟,但发作没有定时,故可与疟疾鉴别;本证寒热往来类似伏暑邪郁少阳,但伏暑邪郁少阳之寒热往来,多热甚寒微,且舌质红,苔黄,脉弦数有力等,故可区别。本证湿浊较甚,一般化湿之剂难以取效,须投以疏利透达之剂,以开达膜原湿浊。达原饮和雷氏宣透膜原法两方均可用于湿遏热伏,邪阻膜原证,但达原饮方中有知母、黄芩,清热滋阴之力稍盛,适用于湿温邪阻膜原,营阴不足,见苔白腻如积粉而舌质绛者;雷氏宣透膜原法方中用藿香叶、半夏,燥湿化浊之力更强,适用于湿浊阻滞膜原气分,苔厚腻如积粉而舌红者。二方药力均较峻猛,且药性偏于温燥,临床运用时必须辨证准确,并应注意中病即止。一旦湿开热透,即应转手清化,甚勿过剂使用,否则反助热势,劫伤阴液,以致痉厥之变。对于阳虚体寒者,加蔻仁、干姜以破阴化湿。

【适用疾病】 疟疾、肠伤寒、肝炎、胆囊炎等可参考论治;某些不明原因发热、胃肠道功能性疾病、汗出异常,亦可参考论治。

(四)湿重热轻,困阻中焦

【证候】 身热不扬,脘痞腹胀,恶心呕吐,口不渴,或渴而不欲饮,或渴喜热饮,大便溏泄,小便浑浊,苔白腻,脉濡缓。

【病机】 本证为湿浊偏盛,困阻中焦,脾胃升降失职所致。本证的形成或因湿热病邪直犯中焦,或为膜原湿浊传归于脾胃所致。章虚谷云:"湿土之气同类相召,故湿热之邪,始虽外受,终归脾胃也。"本证身热不扬为湿中蕴热,热为湿遏,故热势虽高而热象不显;湿困脾胃,气机失于展化,则见脘痞腹胀;湿邪为主,不耗津液则口不渴,或因脾胃升降失常,津液失于上布,则见口渴,但渴而不欲饮,或渴而饮少、喜热饮;湿浊趋下,脾气升运受阻,则大便溏泄;胃气失于和降,浊气上逆而见恶心呕吐;苔白腻、脉濡缓,为湿邪偏重征象。其中身热不扬、脘痞腹胀、大便溏泄、小便浑浊、苔白腻、脉濡缓为本证辨证要点。

【治法】　芳香化浊,燥湿运脾。

【方药】　雷氏芳香化浊法(《时病论》)。

藿香叶一钱,佩兰叶一钱,陈广皮一钱五分,制半夏一钱五分,大腹皮(酒洗)一钱,厚朴(姜汁炒)八分。加鲜荷叶三钱为引,水煎服。

方中藿香、佩兰芳香化浊;陈皮、半夏、厚朴、大腹皮燥湿理气和中;鲜荷叶透热升清化浊,泄湿中之热。全方具有芳香化浊、燥湿理气的功效。

【临床运用】　本证之脘痞腹胀、呕恶,类似邪伏膜原之呕逆胀满,但本证无寒热往来,苔白腻如积粉,可资鉴别。本证因湿浊偏盛,湿中蕴热,治疗当先开其湿,而后清热。不可早投寒凉而致湿浊闭郁,阻滞气机,亦不可早投益气健脾之品,恐其恋邪不解。若湿邪已有化热之象,见口渴、小便黄赤、苔微黄腻者,可加竹叶、栀子、黄芩、滑石、生甘草以增泄热之力;若胸闷脘痞较甚,可加枳壳、郁金、紫苏梗等理气之品。

【适用疾病】　肠伤寒、副伤寒、某些肠炎沙门菌属感染或病毒感染、胃肠型感冒等病可参考论治,某些非感染性胃肠炎、胃肠道功能障碍性疾病亦可参考论治。

(五)湿浊上蒙,泌别失职

【证候】　热蒸头胀,呕逆神迷,小便不通,渴不多饮,舌苔白腻。

【病机】　本证为中焦湿浊久困,热为湿遏,热蒸湿动,蒙上流下所致。湿邪蒸郁蒙蔽于上,则热蒸头胀,甚或蒙蔽心包而神迷;湿滞中阻,胃气不降,则见呕逆;湿浊下注,阻滞膀胱,泌别失职,则小便不通;湿浊偏盛,阻滞气机,则渴不多饮、舌苔白腻。

【治法】　先予芳香开窍,继予淡渗利湿。

【方药】　茯苓皮汤送服苏合香丸。

茯苓皮汤(《温病条辨》)

茯苓皮五钱,生薏苡仁五钱,猪苓三钱,大腹皮三钱,白通草三钱,淡竹叶二钱。水八杯,煮取三杯,分三次服。

方中茯苓皮、猪苓、生薏苡仁、白通草淡渗利湿;大腹皮理气化湿;淡竹叶通利小便,利湿泄热。

苏合香丸(《太平惠民和剂局方》)

白术、青木香、乌犀屑、香附子(炒,去毛)、朱砂(研,水飞)、诃黎勒、白檀香、安息香(研为末,用无灰酒一升熬膏)、沉香、麝香(研)、丁香、荜茇、龙脑(研)、苏合香油(入安息香膏内)、乳香(别研)。上药除苏合香油外,均研成极细粉末和匀,然后将苏合香油用白蜜适量(微温)调匀拌入药粉内,加炼蜜制成药丸。

苏合香丸有芳香开闭、解郁化痰、通窍醒神之功,是救治寒湿痰浊或秽浊闭塞气机、蒙蔽清窍的常用方剂。方中苏合香、安息香透窍逐秽化浊、开闭醒神;麝香、龙脑开窍通闭、辟秽化浊,善通全身之窍,共为君药。香附子、丁香、青木香、沉香、白檀香、乳香辛香行气,宣通脏腑,温通气血,通络定痛,共为臣药。荜茇温中散寒,犀角(水牛角代)清香透发,寒而不遏,清心解毒;朱砂镇心安神;白术健脾和中、燥湿化浊;诃黎勒温涩敛气,以防辛香走窜,耗散太过,共为佐药。

【临床运用】 本证注意与伤寒膀胱蓄水证加以鉴别,本证为湿阻下焦泌别失职,症见少腹痞胀、身热头胀、呕逆,治当理气淡渗利湿,方用茯苓皮汤加减;而伤寒膀胱蓄水证为风寒之邪随经入腑,致水热互结膀胱,气化不行,症以少腹满、苦里急、伤寒表不解为主,治当温阳化气利水,方用五苓散加减。

时可佐以宣通肺气之品以开水之上源,或佐以温化之品以化气利水;若热邪较盛,可送服安宫牛黄丸或至宝丹;若小便频急,溺时热痛,尿色黄,苔黄者,可酌加车前子、滑石、栀子以清热。

【适用疾病】 流行性出血热、急性肾盂肾炎、尿毒症、前列腺肥大、尾骶神经损伤、术后等见小便不通者可参考辨治。

(六)湿阻肠道,传导失司

【证候】 少腹满硬,大便不通,神识如蒙,苔垢腻。

【病机】 本证为湿热久羁,肠道湿郁气结,传导失职所致。湿热里结于肠,久郁气结,腑气不通,故少腹硬满,大便不通;湿浊上扰,蔽郁清窍,故见神识如蒙,因病在气分,而非入营扰心,故意识尚清;苔垢腻为湿热留恋气分湿邪偏盛之征象。

【治法】　宣通气机,清化湿浊。

【方药】　宣清导浊汤(《温病条辨》)。

猪苓五钱,茯苓五钱,寒水石六钱,晚蚕砂四钱,皂荚子(去皮)三钱。水五杯,煮成二杯,分二次服,以大便通快为度。

本方用晚蚕砂清化肠道湿浊,皂荚子化湿除秽,宣畅气机,猪苓、茯苓、寒水石利湿清热。诸药合之,使湿浊去,气机畅,便自调。

【临床运用】　临床注意与阳明腑实证加以鉴别,本证为湿浊郁闭肠道,气机不通所致,以少腹硬满而无疼痛、苔垢腻为特点;而阳明腑实证为燥屎内结,腑气不通所致,以腹部硬满疼痛拒按、苔多黄厚而焦燥为特点。本证大便不通非热结肠道所致,故不可用苦寒攻下。若肠腑湿浊较甚,少腹胀满拘急者,可加杏仁、全瓜蒌、槟榔等肃肺气,畅腑气;若神志昏蒙较甚,可加服苏合香丸或安宫牛黄丸开窍醒神。

【适用疾病】　伤寒、副伤寒、痢疾及其他肠道感染性或炎症性疾病见大便黏滞不爽者可参考论治,肝炎、肝硬化、肾功能不全、术后等见大便不畅者亦可参考辨治。

(七)湿热并重,困阻中焦

【证候】　发热,汗出不解,口渴不欲多饮,脘痞呕恶,心中烦闷,便溏色黄,小便短赤,苔黄腻,脉滑或濡数。

【病机】　本证为湿热并重,湿热交蒸,郁阻中焦的代表证候。里热较盛,热蒸湿动,则发热汗出,因湿性黏滞,不易速祛,故发热不为汗解;热盛伤津则口渴,湿邪内留,则不欲多饮。湿热阻滞中焦,脾胃气机升降失常,则脘痞呕恶;湿浊下注,小肠泌别失司,则便溏色黄,小便短赤;湿热扰心则烦,郁阻气机而闷;苔黄腻、脉濡数,为湿热俱盛之征象。其中发热汗出不解、口渴不欲多饮、脘痞、苔黄腻为本证辨证要点。

【治法】　辛开苦降,燥湿清热。

【方药】　王氏连朴饮(《霍乱论》)。

制厚朴二钱,川连(姜汁炒)、石菖蒲、制半夏各一钱,香豉(炒)、焦栀各三钱,芦根二两。水煎,温服。

本证病机重点是湿热交蒸于中焦脾胃,徒清热则碍湿,徒化湿则易助热,故治疗必须清热、祛湿并举。方中黄连、山栀清热燥湿,厚朴、半夏理气燥湿,苦辛并进,顺其脾胃升降,分解中焦湿热。配以香豉助山栀清宣郁热,菖蒲芳香化浊,芦根清利湿热,生津止渴,防湿去阴伤。

【临床运用】 本证与湿困中焦证的区别在于本证具有发热、口渴、小便短赤、苔黄等明显化热之象。另外,本证之呕吐还可见于湿困中焦、邪伏膜原、湿浊上蒙泌别失职等证型中,应注意鉴别:湿困中焦之呕恶,必有身热不扬、脘腹痞胀、舌苔白腻、脉濡缓等中焦湿浊偏盛之症;邪伏膜原之呕恶,必有苔白厚腻如积粉,寒热起伏之半表半里之症;湿浊上蒙泌别失职之呕吐,必有小便不通甚或尿闭,以资鉴别。若湿热较重,加黄芩、滑石、通草、猪苓等增强清热利湿之功;呕吐较甚者,加姜汁、竹茹以降逆止呕。若呕而兼痞,得汤则吐者,为湿热互结,中焦固塞不通之患,可改用半夏泻心汤去人参、甘草、大枣、干姜,加枳实、生姜。

【适用疾病】 霍乱、肠伤寒、肠炎沙门菌感染、肠道病毒感染可参考论治,胃肠道非感染性炎症性疾病或功能性疾病、慢性肾炎、肝炎等见湿热中阻表现者亦可参考辨治。

(八)湿热并重,肺胃不和

【证候】 呕恶不止,甚则昼夜不宁,烦闷欲死,舌红苔黄腻,脉滑数。

【病机】 本证为湿热蕴结、肺胃不和之证。胃主通降,必与肺之肃降功能相协调,才能促进胃气下行,推动水谷下传肠道。湿热蕴结熏蒸,气机郁滞,肺胃肃降功能失常,胃气逆而不降,以致呕恶不止,昼夜不宁;烦闷欲死亦为湿热蒙蔽,肺气不宣而郁闭之故。舌红苔黄腻、脉滑数皆为湿热蕴结之象。其中呕恶不止、昼夜不宁、舌红苔腻为本证辨证要点。

【治法】 清化湿热,降逆顺气。

【方药】 黄连苏叶汤(《湿热病篇》)。

川连三四分,苏叶二三分。

方以苦辛通降立法,方中黄连清胃中湿热,降胃火之上逆,苏叶降逆且通肺胃之气,合奏清热止呕、和降肺胃之功,使湿热得除,肺胃得和,呕逆得止。

【临床应用】 若湿重于热,偏重于肺,宜加辛开,如杏仁、桔梗、藿香、佩兰等;若热重于湿,偏重于胃,其证多兼便秘、头晕、舌黄、脉滑数等,宜加入栀子、黄芩、瓜蒌等;若病程长,兼有乏力、食少、头昏、舌淡脉缓等,可酌情加入党参、茯苓、甘草、薏苡仁等。

【适用疾病】　急性胃肠炎、中暑、发痧可参考辨治;本方亦广泛用于杂病,如妊娠呕恶、胃痛、脘腹胀满、失眠、眩晕、吐血、咳喘等属本证者。

(九)湿热蕴毒

【证候】　发热口渴,胸痞腹胀,肢酸倦怠,咽肿,溺赤,或身目发黄,苔黄腻,脉滑数。

【病机】　本证病机为湿热交蒸,酝酿成毒,充斥气分。湿热俱盛蒸腾上下,耗伤津液,则发热口渴;热毒上壅,则咽喉肿痛;湿热蕴结下焦,则小便黄赤;湿热郁阻,气机不展,则胸痞腹胀,肢酸倦怠;如湿热交蒸,内蕴肝胆,胆汁外溢则见身目发黄;苔黄腻、脉滑数为湿热并重,湿热壅阻之象。

【治法】　清热化湿,解毒利咽。

【方药】　甘露消毒丹(《温热经纬》)。

飞滑石十五两,绵茵陈十一两,淡黄芩十两,石菖蒲六两,川贝母、木通各五两,藿香、射干、连翘、薄荷、白豆蔻各四两。各药晒燥,生研极细(见火则药性变热),每服三钱,开水调服,每日二次。或以神曲糊丸,如弹子大,开水化服亦可。

方中黄芩、连翘、薄荷清热透邪;射干、川贝母解毒散结,利咽消肿;藿香、石菖蒲、白豆蔻芳香化浊,宣气畅中;茵陈、滑石、木通利湿泄热。王孟英称本方为"治湿温时疫之主方"。

【临床运用】　本证与湿热困阻中焦证均有湿热中阻、弥漫上下的表现,区别在于本证还有咽肿溺赤、身目发黄等肿毒表现。咽喉红肿疼痛,还可见于风温、大头瘟、烂喉痧等多种温病,但风温咽喉红肿出现于病之初期,咽喉疼痛明显并伴有发热微恶风寒、咳嗽等风热犯肺之象;大头瘟除咽喉红肿外,必有头面焮赤肿大;烂喉痧咽喉红肿疼痛严重,甚则溃破糜烂,且有肌肤丹痧密布,可资鉴别。

本方原为丸剂,临床上也可以减少各药剂量,改为煎剂内服。临床上对黄疸明显者运用本方时,可减去贝母、薄荷,加大黄以加强清热排毒退黄的作用;如咽喉肿痛较明显者,可加白僵蚕、银花、桔梗等以清热利咽消肿。

【适用疾病】　病毒性肝炎、丹毒、钩端螺旋体病、病毒性心肌炎、急性胃肠炎可参考辨治;急慢性咽炎、皮肤瘙痒、急性胰腺炎、口腔溃疡、咳喘、失眠及各种肿毒溃烂属湿热者亦可参考论治。

(十)湿热酿痰,蒙蔽心包

【证候】 身热不退,朝轻暮重,神识昏蒙,时清时昧,似清似昧,时或谵语,舌苔黄腻,脉濡滑而数。

【病机】 本证为气分湿热,酿蒸痰浊,蒙蔽心包所致。心包为痰湿所蒙,心神受其蔽扰,故见神识昏蒙,时清时昧,似清似昧,或时有谵语;气分湿热郁蒸,故身热不退,朝轻暮重;舌苔黄腻、脉濡滑而数,均为湿热并重,痰浊郁蒸之象。

【治法】 清热化湿,豁痰开窍。

【方药】 菖蒲郁金汤合苏合香丸或至宝丹。

菖蒲郁金汤(《温病全书》)

鲜石菖蒲三钱,广郁金一钱,炒栀子三钱,青连翘二钱,灯心草二钱,鲜竹叶三钱,粉丹皮二钱,淡竹沥(冲)五钱,细木通钱半,紫金片(冲)五分。水煎服。

方中以菖蒲、郁金、竹沥、紫金片等化湿豁痰,开窍醒神;栀子、连翘、丹皮、竹叶泄湿中之热;木通、灯心草导湿热下行。本方适用于湿温气分湿热郁蒸,酿痰蒙蔽心包者。

苏合香丸(见本章)

至宝丹(《太平惠民和剂局方》)

生乌犀屑(水牛角代)、朱砂、雄黄、生玳瑁、琥珀各一两,麝香、龙脑各一分,金箔、银箔各五十片,牛黄半两,安息香一两半。以无灰酒搅澄飞过,滤去沙土,约得净数一两,慢火熬成膏。

【临床运用】 湿热蒙蔽心包与热闭心包均以神志异常为主要表现。湿热蒙蔽心包为湿热病邪,郁蒸气分,酿痰上蒙,故以神识如蒙,时清时昧,时有谵语,意识尚清,身热不扬,朝轻暮重,舌红苔黄腻,脉濡滑而数为主要表现;而热闭心包,为温热病邪,内陷营血,闭阻心窍,故见神昏谵语或昏愦不语、意识不清、身体灼热、舌蹇肢厥、舌绛无苔、脉细数等。临床应注意鉴别。

湿热上蒙心包,其病变中心是湿热留恋气分,治疗以清化湿热为主,不可妄用清心开窍之剂,如安宫牛黄丸等,否则易凉遏冰伏,有碍湿化。临床治疗时,可根据痰湿、痰热的偏重,配合使用芳香开窍之成药。若痰热较重,邪热炽盛者,可合服至宝丹,以清心化痰开窍;若湿浊偏盛而热势不著者,可合服苏合香丸以化湿辟秽、芳香开窍。

【适用疾病】　流行性脑脊髓膜炎(简称流脑)、流行性乙型脑炎(简称乙脑)、中暑、夏季热等可参考辨治;肺性脑病、肝性脑病、中风并发球麻痹、抽动秽语综合征、睡眠障碍、抑郁症等亦可参考本方证辨治。

(十一)湿热阻滞经络

【证候】　发热,寒战,肢节烦痛,肢体重着或肿,脘痞便溏,面色淡黄而暗,舌暗苔腻灰滞或黄腻,脉濡数。

【病机】　本证为湿热阻滞经络,浸淫肌肉,气血闭阻之候。湿热阻滞,正邪剧争,气机不得宣通,故发热寒战;湿热内蕴,热蒸湿动,湿热上熏则面色萎黄;湿热交蒸痹阻经络,气血瘀滞,故见关节肿痛、困重等;湿邪困阻脾胃则脘痞便溏;舌苔腻灰滞或黄腻,脉濡数,皆为湿热内蕴之象。

【治法】　清热利湿,宣通经络。

【方药】　宣痹汤(《温病条辨》)。

防己五钱,杏仁五钱,滑石五钱,连翘三钱,山栀三钱,薏苡仁五钱,半夏三钱(醋炒),晚蚕砂三钱,赤小豆皮三钱(赤小豆乃五谷中之赤小豆,味酸肉赤,凉水浸取皮用。非药肆中之赤小豆,药肆中之赤豆乃广中野豆,赤皮蒂黑肉黄,不入药者也)。水八杯,煮取三杯,分为三服。

方中防己除经络湿邪,通利关节,宣痹止痛,合薏苡仁淡渗而主治筋脉挛急痹痛;杏仁入上焦降肺气,通调水道;滑石入下焦清利湿热,二药配伍,上下相应,畅达三焦之气,使水道通调,湿热有外泄之路。连翘清气分湿热,赤小豆清血分湿热;栀子泻火,清湿中之热;半夏、晚蚕砂化浊升清,通经络。诸药合用,共奏清利湿热、宣通经络之功。

【临床运用】　若湿重可配合行气健脾化湿之品,或合二加减正气散加减;如痛甚,加片姜黄、海桐皮;如见口噤,四肢牵引拘急,甚则角弓反张者,治如薛生白所言之鲜地龙、秦艽、威灵仙、滑石、苍耳子、丝瓜藤、海风藤、酒炒黄连等味。

【适用疾病】　风湿热、类风湿、破伤风、肩周炎、痛风性关节炎、红斑性肢痛症、滑膜炎、纤维肌痛症、多发性肌炎等属湿热蕴阻经络证可参考论治。

（十二）热重湿轻，蕴阻中焦

【证候】　壮热面赤，口渴汗多，烦躁气粗，脘痞身重，舌苔黄微腻，脉滑数。

【病机】　本证为邪热炽盛于阳明，兼有湿困太阴之证，其性质属热重于湿，多见于湿温与暑湿病中。阳明胃热亢盛，故见壮热面赤、口渴汗多、烦躁气粗；太阴脾湿困阻，故见脘痞身重。舌苔黄微腻、脉滑数，为热重于湿的征象。

【治法】　清泄阳明胃热，兼化太阴脾湿。

【方药】　白虎加苍术汤（《类证活人书》）。

石膏一斤，知母六两，甘草（炙）二两，粳米三两，苍术三两。上剉如麻豆大，每服五钱，水一盏半，煎至八九分，去渣，取六分清汁，温服。

本方由白虎汤加苍术而成。温热夹湿为患，徒清热则湿不退，而湿祛则热易清，故治疗以清热为主，化湿为辅，清暑祛湿同施。方以白虎汤清阳明胃热，苍术燥太阴脾湿。

【临床运用】　若阳明热盛较著，可酌加竹叶、金银花等以清透暑邪；若热盛化火，可酌加黄芩、黄连、栀子以清热解毒；若中焦湿邪较盛，可加藿香、佩兰、滑石、大豆黄卷、通草等以芳化渗利；若属中焦暑湿俱盛而呈现湿热并重者，可取辛开苦降之法，药用厚朴、黄连、半夏、黄芩等；若肢体酸楚较甚者，可加桑枝、汉防己等以化湿通络。

【适用疾病】　流行性乙型脑炎、中暑、钩端螺旋体病、急性化脓性扁桃体炎、严重急性呼吸综合征（SARS）及其他肺部感染、痛风急性期等辨属本证可参考论治。

（十三）暑湿弥漫三焦

【证候】　身热面赤，耳聋眩晕，咳痰带血，不甚渴饮，胸闷脘痞，恶心呕吐，小便短赤，下利稀水，舌质红赤，苔黄腻，脉滑数。

【病机】　本证为暑湿弥漫三焦，邪在气分，暑湿均盛之候。暑湿内盛，蒸腾于外故见身热不退；暑湿蒸腾，上蒙清窍则面赤耳聋；暑热上犯于肺，肺气不利，肺络受损，则见胸闷、咯痰带血；暑湿困阻中焦，脾胃升降失司，则脘腹痞闷、恶心呕吐、不甚渴饮；湿热蕴结下焦，肠道分清泌浊失司，则见小便短赤、下利稀水，此与热结旁流之下利稀水而有腹部按之硬痛者明显不同;舌红赤、苔黄滑,乃暑湿郁蒸气分之征。治法清热利湿,宣通三焦。

【方药】　三石汤(《温病条辨》)。

滑石三钱,生石膏五钱,寒水石三钱,杏仁三钱,竹茹(炒)二钱,银花(露更妙)三钱,金汁(冲)一酒杯,白通草二钱。水五杯,煮成二杯,分两次温服。

方中杏仁宣开上焦肺气,气化则暑湿易化;石膏、竹茹清泄中焦邪热;滑石、寒水石、通草清利下焦湿热;金银花、金汁涤暑解毒。诸药配合,重在清暑泄热,兼以利湿,共奏清宣上中下三焦暑湿之功。

【临床运用】　本证病位涉及上、中、下三焦,除有中焦暑湿证外,还有上焦与下焦见症,故与暑湿困阻中焦证之病位在脾胃有别。

本证耳聋与少阳证耳聋应鉴别。叶天士强调:"湿乃重浊之邪,热为熏蒸之气,热处湿中,蒸淫之气上迫清窍,耳为失聪,不与少阳耳聋同例。"提示少阳耳聋乃胆热上冲所致,必伴有寒热往来、口苦咽干、脉弦等症;本证因暑湿郁蒸而耳聋,必伴见脘痞呕恶、苔黄腻、脉滑数等症。

临床应根据暑湿弥漫三焦部位的侧重不同选择用药。若暑湿偏于上焦者,主用杏仁、荷叶、大豆卷、淡豆豉等;若偏重于中焦者,主用石膏、竹叶、竹茹、苍术、半夏、厚朴等;若偏重于下焦者,主用滑石、寒水石、猪苓、茯苓、泽泻、通草等。此外,若心胸烦闷较甚者,可加栀子皮、竹叶心以清心泄热;若痰多带血者,可加川贝、竹沥、白茅根以化痰凉血止血;若小便色赤、热痛明显者,可加车前草、薏苡仁等以加强清利暑湿之力。

【适用疾病】　夏季重症感冒、乙脑、水痘、夏季小儿腹泻、SARS 等可参考论治,肿瘤发热、颅脑术后发热、汗证、小儿食积磨牙、遗尿、过敏性紫癜等亦可参考论治。

(十四)暑湿积滞,搏结肠腑

【证候】　身热稽留,胸腹灼热,呕恶,脘痞腹胀,便溏不爽,色黄如酱,苔黄垢腻,脉滑数。

【病机】　本证为暑湿郁蒸气分,与肠中积滞相互胶结所致。暑湿郁蒸,故身热稽留;暑湿积滞胶结于肠腑,传导失司,故大便溏而不爽,色黄如酱;暑湿积滞蕴结于里,则胸腹灼热;暑湿阻遏气机,胃失和降,浊气上逆,则恶心呕吐、脘痞腹胀;苔黄垢腻、脉滑数,为暑湿积滞阻遏之象。

【治法】　导滞通下,清热化湿。

【方药】　枳实导滞汤(《重订通俗伤寒论》)。

小枳实二钱,生大黄(酒洗)钱半,山楂三钱,槟榔钱半,薄川朴钱半,小川连六分,六曲三钱,青连翘钱半,老紫草三钱,细木通八分,生甘草五分。

方中大黄、枳实、厚朴、槟榔通腑泄热,理气化湿,推荡积滞;山楂、神曲消积导滞和中;黄连、连翘、紫草清热解毒;木通利湿清热;甘草调和诸药。

【临床运用】 本证应与肠热下利证相鉴别:肠热下利,表现为泻下稀便臭秽、肛门灼热、苔黄等邪热迫注大肠之证,无湿邪阻滞的特征;而本证便溏不爽、色黄如酱、苔黄垢腻等,证属暑湿积滞搏结肠腑。又与热结肠腑证所见纯利稀水臭秽、苔黄燥等属于温热证候有明显区别。若腹胀满较重,加陈皮、木香等理气除满;若呕逆较甚,加半夏、生姜等降逆止呕。

本证为暑湿夹滞,非阳明腑实,故不宜用三承气汤苦寒下夺或咸寒软坚,若误投承气峻猛攻下,不仅暑湿难以清化,且徒伤正气。又因本证为湿热夹滞胶结肠腑,非一次攻下即使病邪尽除,每需连续攻下,但所用制剂宜轻,因势利导,不宜重剂猛攻,即所谓"轻法频下"。临床运用轻下之剂往往至热退苔净,便硬成形,湿热积滞尽去方止。正如叶天士所说:"伤寒邪热在里,劫烁津液,下之宜猛;此多湿邪内搏,下之宜轻。伤寒大便溏为邪已尽,不可再下;湿温病大便溏为邪未尽,必大便硬,慎不可再攻也,以粪燥为无湿矣。"

【适用疾病】 痢疾、肠伤寒、肺炎、乙脑等感染性疾病见大便胶闭者可参考论治,溃疡性结肠炎、脑卒中、脊髓炎等患者亦可参考论治。

(十五)暑湿郁阻少阳

【证候】 寒热似疟,身热午后较甚,入暮尤剧,天明得汗诸症稍减,但胸腹灼热不除,口渴心烦,脘痞,苔黄白而腻,脉弦数。

【病机】 本证为暑湿郁阻少阳,邪在气分,热重湿轻之证。邪阻少阳,枢机不利,故见寒热往来如疟;暑热内盛,故口渴心烦、胸腹灼热;湿阻气机则脘痞;湿为阴邪,旺于阴分,于午后暮夜邪正相争剧烈,故身热午后加重,入暮尤剧,天明阳气渐旺,机体气机一时舒展,腠理开泄而汗出,但因湿邪郁遏,得汗后邪未能尽解,故诸症虽减而胸腹灼热不除;苔腻、脉弦数,为暑湿郁蒸少阳之象。

【治法】 清泄少阳,分消湿热。

【方药】 蒿芩清胆汤(《重订通俗伤寒论》)。

青蒿脑钱半至二钱,淡竹茹三钱,仙半夏钱半,赤茯苓三钱,青子芩钱半至三钱,生枳壳钱半,陈广皮钱半、碧玉散三钱。水煎服。

方中青蒿、黄芩清透少阳邪热,疏利枢机;陈皮、半夏、枳壳辛开湿郁,燥湿化痰,理气和胃;竹茹清热化痰;赤茯苓、碧玉散清暑利湿,导邪下行。诸药合用,暑湿得化,胆热得清,枢机和解而诸证可除。

【临床运用】 本证当注意与伤寒邪在少阳,胆经郁热而无暑湿郁阻者相辨别。若心烦较甚,加栀子、淡豆豉等清热除烦;若呕吐较重,加黄连、苏叶等清热止呕;若湿邪较重,加白豆蔻、薏苡仁、通草等以增强化湿作用。

【适用疾病】 流行性感冒(简称流感)、急性化脓性中耳炎、肠伤寒、急性阑尾炎、细菌性肝脓肿、肝炎、胆囊炎无名高热等属本证者,可参考论治。

(十六)湿热内留,木火上逆

【证候】 身热,口苦咽干,呕吐清水或痰涎,目眩耳鸣,胸满脘痞,舌红苔黄腻,脉弦滑数。

【病机】 本证为素有痰饮,复感湿热所致的阳明少阳同病之候。外感之湿热与素停之痰饮相合为患,内郁阳明而化火故发热;阻滞少阳三焦气机而致胆火上逆,故口苦咽干、目眩耳鸣;痰湿中阻则胸满脘痞,随胆火上逆则呕吐清水痰涎;舌红苔黄腻、脉弦滑数,为痰湿热内蕴阳明少阳之象。此即薛生白所谓"阳明太阴湿热内郁,郁甚则少火皆成壮火""病在二经之表者,多兼少阳三焦"之变局。

【治法】 清胆降逆,涤痰化浊。

【方药】 温胆汤加瓜蒌、碧玉散(《湿热病篇》)。

半夏、竹茹、枳实、橘皮、甘草、茯苓、瓜蒌、青黛、滑石。

方以温胆汤寒温并用,消补兼施,升降并行以化痰湿通郁滞,安和胆胃;加瓜蒌以化痰降逆;碧玉散以清利湿热,泻肝胆之火。

【临床应用】 若胆火郁炽较盛者,加黄连以苦寒降泄,即黄连温胆汤;若舌苔白腻者,为痰饮偏重,治以辛淡化饮,以二陈汤加白芥子,再加滑石、通草、茯苓、泽泻、薏苡仁等淡渗利湿。

【适用疾病】 病毒性肝炎、颅内感染等可参考辨治,呃逆、癫痫、睡眠障碍、小儿夜惊症、眩晕、绝经前后诸证、抑郁症、抽动秽语综合征、慢性胃炎、胆囊炎等亦可参考论治。

三、营血分辨治

(一)暑湿内陷心营

【证候】 灼热烦躁,目合耳聋,神识不清,时有谵语,或四肢抽搐,舌绛苔黄或黄腻,脉滑数。

【病机】 本证为暑湿内陷心营之证。邪热亢盛则灼热烦躁;湿热熏蒸,壅塞清窍则目合耳聋;闭阻心窍则神识不清,时有谵语;窜扰筋脉则四肢抽搐;舌绛乃心营热盛之征;苔黄腻说明部分湿热之邪仍滞留气分,提示"从湿热陷入"。

【治法】 清心化湿,开闭通窍。

【方药】 清营汤合六一散,送服至宝丹。

清营汤《温病条辨》

犀角三钱,生地黄五钱,玄参三钱,竹叶心一钱,麦冬三钱,丹参二钱,黄连一钱五分,银花三钱,连翘(连心用)二钱。

六一散(《宣明论方》)

桂府腻白滑石六两,甘草一两。上为末,每服三钱,蜜少许,温水调下,无蜜亦得,日三服;欲冷饮者,新汲水调下;解利伤寒发汗,煎葱白、豆豉汤调下四钱,每服水一盏,葱白五寸,豆豉五十粒,煮取汁一盏调下,并三服,效为度。

至宝丹(见本章)

清营汤有清泄心营暑热之功。六一散为清利暑湿的名方,其滑石味淡性寒质滑,淡能渗湿,寒可祛热,滑则利窍,使暑湿之邪从小便而出。至宝丹虽属凉开之剂,但宣通开窍之力较强,用于暑湿蒙蔽清窍者较为适宜。临床应用时,可视病情先予至宝丹,以便尽快苏醒神志。

【临床应用】 若湿邪较重者,可加菖蒲、半夏,助其温开燥湿;若抽搐明显者,可加羚羊角、钩藤或止痉散,凉肝息风止痉;若心营热盛,下移小肠,症见身热夜甚,心烦不寐,或有谵语,口干不欲饮,小溲短赤热痛,甚则点滴不行,舌质红绛,脉细数。此为暑湿或湿热郁蒸日久化燥,深入心营,邪热由脏下移入腑,致使泌别失司,治宜清心凉营、养阴泻火,方用清营汤合导赤散。

【适用疾病】 流脑、乙脑等中枢感染性疾病,感染中毒性脑病、病毒性心肌炎等可参考论治;肺性脑病、肝性脑病、失眠、广泛性焦虑障碍、口腔溃疡等亦可参考论治。

(二)湿热化燥入血

【证候】　灼热烦躁,便下鲜血,或吐血、衄血、发斑,舌质红绛而干,脉细数。

【病机】　本证为湿热化燥,深入营血,动血伤阴之候。湿热化燥化火,深入血分,络伤动血,伤及肠络则见便下鲜血,伤及胃络或可吐下血,伤及肺络可见咳血,伤及肌肤血络可致发斑;舌质红绛而干,脉细数为湿热化燥入血,耗血动血的标志。

【治法】　清火解毒,凉血止血。

【方药】　犀角地黄汤合黄连解毒汤加味。

犀角地黄汤(《备急千金要方》)

犀角一两,生地黄八两,芍药三两,牡丹皮二两。

黄连解毒汤(《外台秘要》)

黄连三两,黄芩、黄柏各二两,栀子十四枚(擘)。上四味切,以水六升,煮取二升,分二服。

薛生白说:"大进凉血解毒之剂,以救阴而泄邪,邪解而血自止矣。"故药用犀角地黄汤凉血止血;黄连解毒汤清热泻火解毒。

【临床应用】　可加紫珠草、茜草根、三七等增强止血之效;以便血为主者加地榆炭、侧柏炭;以咯血为主者,可合用清络饮。若出现气随血脱之证,须急投独参汤、参附汤等益气固脱之剂,或急予生脉注射液或参附注射液益气敛阴,固脱救逆。

【适用疾病】　肠伤寒、恙虫病、流行性出血热、钩端螺旋体病、登革热等可参考论治,血小板减少性紫癜、急性胃溃疡、糜烂出血性胃炎等亦可参考辨治。

四、后期辨治

(一)余湿未净

【证候】　身热已退或有低热,脘中微闷,知饥不食,苔薄腻,脉象濡弱或缓。

【病机】　本证为湿温病恢复期,余邪未净,脾气未醒,胃气不舒之证。湿热大势已去,余湿未净,故不发热或有余热,脾气未醒则知饥不食,胃气未舒,故脘中微闷;苔薄腻、脉象濡弱或缓,为余湿未净之征。

【治法】　轻清芳化,涤除余湿。

【方药】　薛氏五叶芦根汤(《湿热病篇》)。

藿香叶、佩兰叶、鲜荷叶、枇杷叶、薄荷叶、芦根、冬瓜仁。

方中藿香叶、佩兰叶、鲜荷叶芳香化湿,醒脾舒胃;薄荷叶、枇杷叶轻清透泄余热,芦根、冬瓜仁清化未尽余湿。

【临床运用】　本证邪气已衰,忌用重剂克伐,否则易伤中气。薛生白云:"此湿热已解,余邪蒙蔽清阳,胃气不舒。宜用极轻清之品,以宣上焦阳气。若投味重之剂,是与病情不相涉矣。"本方冬瓜仁可改用冬瓜皮,因其皮祛湿之力更佳。若周身酸楚,头昏面黄,胸闷不饥,小便黄,大便干,舌苔白而微腻,脉濡,应在本方基础上加杏仁、薏苡仁、厚朴、通草、蔻仁、半夏等药;若脾虚湿重,困倦乏力,加苍术、茯苓;呕恶加豆蔻壳、紫苏梗;便溏,食欲不振加白扁豆、薏苡仁、大豆黄卷、炒麦芽。

【适用疾病】　感冒、肺部感染、急性胃肠炎、肠伤寒、手足口病、中暑等后期或轻症可参考辨治,夏季食欲不振、暑季阵雨过后预防暑湿可加减使用。

(二)暑湿未净,蒙扰清阳

【证候】　低热未除,头目不清,昏眩微胀,口渴不甚,舌淡红,苔薄腻,脉濡。

【病机】　此为暑湿余邪未净之证。暑湿余邪留滞气分,故仍见低热起伏;暑湿余邪蒙扰清阳,故见头目不清、昏眩微胀;阴伤未复,故口虽渴而程度不甚;舌淡红、苔薄腻、脉濡为微有余湿,病变轻浅之象。

【治法】　清化暑湿余邪。

【方药】　清络饮(《温病条辨》)。

鲜荷叶边二钱,鲜银花二钱,西瓜翠衣二钱,鲜扁豆花一枝,丝瓜皮二钱,鲜竹叶心二钱。水二杯,煮取一杯,日二服。

方中鲜银花、西瓜翠衣、丝瓜皮清暑泄热,其中西瓜翠衣尚能生津止渴,且导暑热由小便而去;鲜荷叶边、扁豆花清暑化湿;鲜竹叶心清心利水,令暑湿从下而泄。全方共奏清化暑湿、祛除余邪之功。

【临床运用】　本方能清暑利湿,但利湿之力较弱,若尿少而黄、苔腻者,可加生薏苡仁、滑石、甘草梢以泄热利湿;若兼见干咳无痰、咳声清高者,为暑湿余邪伤及肺络,可加杏仁、桔梗、麦冬、知母、甘草等以宣肺润燥。由于本方有清暑化湿之效,所以在夏暑季节如感受暑湿之邪,见发热、头目不清、胸痞、纳差等症状时,亦每可投用本方,不必拘于只用在暑温夹湿之后期。

【适用疾病】　慢性乙型肝炎、类风湿关节炎、低热等后期或者轻症属于湿热留扰者均可参考辨治。

(三)余邪留扰,气阴两伤

【证候】　低热或身无发热,口渴唇燥,神思不清,倦语,不思饮食,舌红苔少,脉虚数。

【病机】　此证为余邪未净,兼有肺胃气阴两伤。邪热虽大势已去,而未能尽解,故可见低热;元气未复,肺气不布,故神思不清、倦怠不欲语;胃津未复,故口渴唇干;胃之气阴亏虚,脾胃运化功能未健,故不思饮食;小便短少频数、舌红苔少、脉虚数,为余邪留扰,气阴两伤之象。

【治法】　清泄余热,扶中益虚。

【方药】　薛氏参麦汤(《湿热病篇》)。

人参、麦冬、石斛、木瓜、生甘草、生谷芽、鲜莲子。

方以人参补充元气;麦冬、石斛、木瓜、甘草酸甘化阴,滋养肺胃阴液;谷芽和胃化湿而醒脾胃;鲜莲子健脾养心。诸药甘平,补而不腻,如王旭高说:"此生津和胃之法,清补元气,体气薄弱者最宜仿此。"

【临床应用】　若胃阴不足,胃火上逆,口舌糜烂,舌红而干,可加知母、天花粉等以清热养阴生津;若有低热持续不退,并见心烦喜呕者,可改用竹叶石膏汤。

【适用疾病】　急性胃肠炎、呼吸道感染、中暑、钩端螺旋体病、流行性出血热、流行性乙型脑炎、登革热等后期或者轻症可参考辨治;年老体弱、大病初愈等见胃阴不足、元气亏虚也可参考论治。

(四)暑湿伤气

【证候】　身热自汗,心烦口渴,胸闷气短,四肢困倦,神疲乏力,小便短赤,大便溏薄,舌苔腻,脉大无力或濡滑带数。

【病机】 本证系暑温夹湿证日久,元气已耗,但暑湿犹盛之候。暑热迫津外泄,则身热自汗;暑热扰心,津液受损,故心烦口渴;暑热伤中,元气亏损,则胸闷气短、四肢困倦、神疲乏力;暑热夹湿蕴阻于下,水道清浊不分,大肠传导失司,则小便短赤、大便溏薄;苔腻、脉大无力或濡滑带数,为暑湿内蕴兼有气虚之象。

【治法】 清暑化湿,培元和中。

【方药】 东垣清暑益气汤(《脾胃论》)。

黄芪一钱(汗少减五分),苍术(泔浸,去皮)一钱,人参(去芦)五分,升麻一钱,橘皮五分,白术五分,泽泻五分,黄柏(酒洗,去皮)二分或三分,麦门冬(去心)三分,青皮(去白)二分,半葛根二分,当归身三分,六曲(炒黄)五分,五味子九枚,炙甘草三分。上咀,都作一服。水二大盏煎至一盏,去滓,食远温服。剂之多少,临病斟酌。

本证的特点是暑湿仍盛,又有元气耗伤。一般见于病之后期,此时暑湿耗气之象渐成病机之重点,故方中用人参、黄芪、甘草益气固表,扶正敛汗;苍术、白术健脾燥湿,泽泻利水渗湿;麦冬、五味子养肺生津,黄柏清热泻火以存阴,当归养血而和阴;升麻、葛根升举清气;青皮、陈皮理气和中;六曲和胃消食。全方药味精当,药力平和,在清化暑湿的同时,又助运和中,补益气阴以治本。

【临床运用】 本方与王孟英之清暑益气汤同治暑病气阴两伤之证。后者清暑热之力较强,并在益气同时,注重养阴生津,宜于暑热亢盛而伤津耗气之证;而本方清暑生津之力较逊,在益气培中的同时,侧重于健脾燥湿,治暑湿伤气或元气本虚,又感受暑湿者。

在临床上,当视邪实与正虚之缓急、暑热与湿邪之侧重而确定治疗重点。若暑热较重,可加金银花、竹叶、荷叶、青蒿等清涤暑热;湿象明显,可加藿香、佩兰等化湿理气;如津气耗伤较甚,则益气生津之品可重用。

【适用疾病】 肠伤寒、肺炎、感染性心内膜炎、急性胃肠炎、霉菌感染等后期可参考论治,老年夏季发热性疾病、不明原因长期发热属本证者可参考辨治。

(五)湿胜阳微

【证候】 身冷汗泄,胸痞,口渴不欲饮,或渴喜热饮,苔白腻,脉细缓;或形寒神疲,心悸头晕,面浮肢肿,小便短少,舌淡苔白,脉象沉细。

【病机】　本证为湿温病后期,湿从寒化,寒湿重伤脾肾阳气所致。此属湿温之变证,多因素体中阳不足,湿从寒化,日久伤阳,由脾及肾;也可因寒凉太过,重伤脾肾阳气而引起。阳气虚衰,寒从中生,故身冷、舌淡、脉细而缓,甚或形寒神疲;卫外不固,则汗泄;蒸化无力,津不上承,则口渴但不欲饮,或渴喜热饮;水湿外溢肌腠,则面浮肢肿;膀胱气化不利,则小便短少;寒湿内阻则见心悸、胸痞、苔白腻等。

【治法】　温肾健脾,扶阳逐湿。

【方药】　薛氏扶阳逐湿汤或真武汤。

薛氏扶阳逐湿汤(《湿热病篇》)

人参、附子、白术、益智仁、茯苓。

本方出自薛生白《湿热病篇》,但原无方名及剂量,薛生白云:"湿邪伤阳,理合扶阳逐湿。"方中以人参、附子、益智仁温补脾肾之阳;白术、茯苓健脾渗湿,使湿从小便而出。全方共奏温肾健脾、扶阳逐湿之效。

真武汤(《伤寒论》)

茯苓三两,芍药三两,生姜三两(切),白术二两,附子一枚(炮,去皮,破八片)。

本方为温肾利水之剂。方中附子温肾壮阳,化气利水;茯苓、白术健脾渗湿利水;生姜温散水气,白芍和里益阴。诸药合用既能温阳又能利水。

以上两方作用和组成大致相同,前者是从后者化裁而来。一般肾阳衰微,水湿内盛较甚者,宜选用真武汤。

【临床运用】　湿盛者,还可加入半夏、厚朴、蔻仁、薏苡仁等药以化湿浊。若阳虚水泛,可合四苓散或加入车前子、冬瓜皮以利水消肿;若见阳虚外脱,则可加用参附龙牡汤以回阳救逆。

【适用疾病】　肠伤寒、钩端螺旋体病、肺部感染、急性胃肠炎、流行性感冒、乙脑等后期可参考辨治,慢性结肠炎、慢性胃炎、慢性肾功能不全、重症肌无力、老年性痴呆等亦可参考辨治。

第五章
湿热体质与中医干预

第一节　中医体质与湿热体质

一、中医体质

体质是指在人体生命发展的过程中,在先天禀赋和后天所得的基础上所形成的在形态结构、生理功能和心理状态方面综合的、相对稳定的个人形态。主要表现为结构、功能、代谢和对外界应激反应的个体差异性,对某些病因和疾病的易感性,以及疾病传变、预后的某种倾向性。即体质是禀受于先天,受后天影响,在生长、发育过程中所形成的与自然、社会环境相适应的人体形态结构、生理功能和地理因素的综合的相对稳定的固有特征。它强调了先天遗传因素的作用,也表明了中医学关于机体内外环境相统一的整体观。

自古有很多医家以及学者都对体质有了比较深刻的认识,如章楠《医门棒喝·人身阴阳体用论》载:"治病之要,首当察人体质之强弱,而后方能调之使安。察人之道,审其形色气脉而已……因其病虽同,而人之体质阴阳强弱各异故也。"体现了治疗疾病应依据患者体质的不同,而采取不同的治法方药,体现了中医学的"因人制宜"思想。深入了解体质的形成原因、特点对预防疾病的发生、确立治疗方向以及及早治疗都有重要的指导意义。

中医体质文化历史悠久,并早已于渗透到国人的生活起居中。如在广东地区,凉茶的盛行有目共睹,夏桑菊、凉茶、五花茶在商铺、药铺随处可见。溯本求源,有关中医体质的论述,是有迹可循的,上可追至秦汉时期《黄帝内经》,下可至清朝叶天士,乃至现代王巧等医家的论著中。体质的概念及分类在近现代以前均未被较为完备系统地论述,更未曾设立诸如"儿科"这样一明确的科目,但自天人合一的医学观点出现来,体质就已蕴藏于历代医学著作的字里行间,与临床如影随形。如叶天士于《温病论》中言"又有酒客里湿素盛,外邪入里,与之相转。在阳杜之躯,胃湿恒多;在阴盛之体,贿湿亦不少",分别讲述了"酒客""阳拓之躯""阴盛之体"三种不同体质的内湿来源,即从患者不同体质判断内湿生理状态下的寒热属性,借此说明热湿、寒湿、酒肉之湿三者虽转化为湿热证前寒热属性不同,但一旦与热相合,则将殊途同归——化为湿热。

中医体质学说传承发扬至今,国医大师王琦教授等对其进行了系统总结和归纳,提出了体质不仅能够被划分,而且可通过后天因素转变。还详细论述了体质和疾病的联系。2009 年《中华中医药杂志》正式发布了王琦教授的九种体质分类法及评定标准,即平和质、阳虚质、湿热质、气郁质、痰湿质、瘀血质、特禀质、气虚质、阴虚质,这一分类方法并被各学科广泛认同和运用。

近年来,许多学者通过文献资料、流行病学调查和实验研究发现体质后天形成基础主要受个体生活方式的影响,包括居住环境、饮食习惯、作息规律、运动情况、情志因素等。运用中医体质学说,根据不同的体质指导人们的生活方式,对人体健康状况进行干预,从而调和体质,使人体达到阴平阳秘的状态,具有重要的研究意义。

二、湿热体质

湿热证是大部分疾病的主要证型之一,广泛累及各系统,且湿热相合,伤津耗气,极容易变生他证。湿热体质人群是在我国,尤其是在湿热气候地区,最不容忽视的一个群体。具有某种体质之人,对于某类疾病,很多时候都表现出明显高于其他人的发病率。湿热体质尤其如此,它和泌尿系统感染、慢性肾脏病、慢性胃炎等多种疾病密切相关。

近年来国内许多学者都对中医体质进行了流行病学调查研究,国医大师王琦教授课题组对中国一般人群进行中医体质流行病学调查研究发现,平和体质占一般人群的 32.14%,偏颇体质占 67.86%,其中湿热体质占 9.08%。与王琦教授调查结果一致,另一项对全国 2 万例流行病学调查结果中,湿热体质者约占 9.88%。不同人群中的体质特点也有差异,不同民族、不同地域人群的中医体质分布也不同。其他流行病学调查研究发现,青海地区湿热体质占自然人群的 8.5%,江苏地区湿热体质占 15 周岁以上自然人群的 9.3%,江西地区湿热体质占自然人群的 9.6%,吉林地区湿热体质占健康体检人群的 41.29%,温州地区湿热体质占成年居民的 18%。广西地区成年人中,偏颇体质中以湿热体质最常见。对 3 000 名广州市成年健康居民进行中医体质调查,发现广州市健康成年人群中平和体质仅占 13.4%,女性随着年龄的增长,平和体质比例呈下降趋势。对北京市 15 岁以上居民进行中医体质流行病学调查研究,结果发现男性湿热体质峰值的分布出现在 35 ~ 44 岁组,女性则分布在 15 ~ 24 岁组;而男性与女性湿热体质的谷值均分布在 45 ~ 54 岁组。对北京市 2 所大学 18 ~ 25 岁的青年学生进行横断面研究,现场调查发现湿热体质为偏颇体质中所占比例最大的,比全国一般人群高很多。在西双版纳地区青少年中,湿热体质也为偏颇体质中所占比例最大。通过对上海市嘉定区安亭镇 60 岁以上老年人中医体质辨识,结果发现湿热体质所占比例最大,高血压病、糖尿病中偏颇体质均以湿热体质为主。

湿热体质多表现为湿热内蕴,以面垢油光、口苦、苔黄腻等湿热表现为主要特征,形体中等或偏瘦,面垢油光,易生痤疮,口苦口干,身重困倦,大便黏滞不畅或燥结,小便短黄,男性易阴囊潮湿,女性易带下增多,舌质偏红,苔黄腻,脉滑数,容易心烦急躁,易患疮疖、黄疸、热淋等病,对夏末秋初湿热气候,湿重或气温偏高环境较难适应。

中国医学史上自古就有对湿热体质的论述。《素问·六元正纪大论》载:"四之气,溽暑湿热相薄,争于左之上。民病黄瘅而为胕肿。"暑湿来临,湿热相迫,交争于长夏,就容易患上黄疸、浮肿等病;张仲景有"湿家""酒客"的论述;李东垣提出湿热有内外之别;《六因条辨》载:"阳湿者,胃热恒多,即为湿热;阴湿者,脾阳必衰,即为湿寒。"指出了湿邪有阴阳之分、病变部位有脾胃之别;《温热论》载:"有酒客里热素盛,外湿入里,里湿为合。"指出了酒客之家,内热盛者,外受湿邪侵袭易生湿热;《读医随笔》载:"病痉者,其人必平日湿重而气滞,或血燥气涩也。"指出了素体湿热较重者易患痉病;《临证指南医案》载:"若其人色苍赤而瘦,肌肉坚结者,其体属阳,此外感湿邪,必易于化热;若内生湿邪,多因膏粱酒醴,必患湿热、湿火之证。"详述了湿热体质的体质特征;近代医家陆晋笙在《景景室医稿杂存》中提出了湿热、燥热、寒湿、寒燥4种体质类型。

湿热体质是湿与热同时存在、相互交织酝酿而成的一种体质类型,形成受先天和后天多种因素影响。先天素禀湿热承于父母,如孕产期母亲喜食辛辣肥腻之品,促使产后胎儿湿热内蕴。后天因素可大致归为3类:①外因,湿邪、热邪均为外感邪气,如久居潮湿闷热、涉水淋雨的工作环境,湿邪、热邪由肌表侵袭入体,居留体内,久恋不去,体内形成湿热环境;②内因,随着社会压力的增加,忧愁思虑情绪过度,伤及脾胃,健运失司,水液停聚,久易化热,蕴生湿热的内在环境;③生活习惯,如现代饮食习惯的改变,多喜食辛辣刺激、肥甘厚腻之品,摄入高热量食物,加之平素缺乏锻炼、嗜烟酒等,易于酝酿痰湿,阻滞经络,形成湿热体质。

湿热体质是由于体内外湿热之邪蕴结,熏蒸内外,阻遏气机,脏腑经络不畅,阴阳气血不调所致,其特征包括以下几种。①形肤特征:偏胖或苍瘦,肌肤偏黄。②心理特征:性情不稳定,多急躁易怒。③常见表现:主症,面垢油光,皮肤易生痤疮粉刺,瘙痒,口苦口干,四肢沉重,倦怠;次症,体形偏胖或苍瘦,眼睛红赤,心烦,大便燥结或黏腻,小便短赤,男性阴囊潮湿,女性带下增多、色黄、异味较重,舌质偏红,苔黄腻,脉象多滑数。④发病倾向:易患皮肤疾病,且易迁延日久,易患口腔溃疡、痤疮、湿疹、黄疸、糖尿病等疾病。⑤对外界环境适应能力:对湿、热、闷环境适应性较差。

全国大样本的流行病调查显示,湿热体质占10.23%,居于偏颇体质第3位;性别特征方面,男性高于女性;年龄特征方面,以年轻人更为多见,随着年龄增加,湿热体质的比例逐渐降低。

三、湿热体质与湿热证的关系

具有某种体质的人,往往有罹患某类疾病的倾向,这为体质和疾病的关系奠定了遗传基础。不论是从宏观角度还是微观角度,体质对疾病的发生、发展、预后都有一定联系。气虚质人得病以气虚为主要病机,痰湿质人得病以痰湿证为主要病机,或易得与痰湿密切相关的疾病,这种体质与证或病的关系在湿热体质与湿热证上表现得尤为明显。

有学者对我国 9 省市的 392 例代谢综合征患者对比健康人,应用多元 Logistic 回归方法,得出湿热质和痰湿质是此综合征最相关的危险因素。中医体质是慢性乙型重型肝炎的发生的相关因素之一,其中湿热质和阴虚质慢性 HBV 携带者可能更容易进展为 CSH。湿性黏滞缠绵,湿热相合伤津耗气,阻滞气机,故易受外邪引发或内虚加重而变生各类疾病。有人统计得出,湿热涉及中医脏腑、经络等 7 个系统的 43 种疾病,分属于西医的呼吸系统、泌尿系统等 8 个系统的 72 种急慢性疾病。

湿热体质与湿热证,两者虽有密切的联系,但又有本质上的区别。首先表现在体质与证候的区别,即体质是指人体在生理状态下,较长时间内身体机能及情绪等各方面状态的综合情况,相对稳定。而证候则是在某一时刻或短时间内由明显诱因导致的身体不适的临床表现,针对病理而言。前者是对于人体处于平衡或虽失衡但尚未达到疾病的诊断标准或说不适程度尚轻微的情形。后者则是明显的失衡状态。最后,湿热体质是有先天遗传基础的,而湿热证中的湿热之邪则产生于内湿或环境中的外湿,或由其他外邪侵袭人体后转变而成,可以是疾病从始至终的主要病邪或在某一阶段变生的病理产物。一旦得到纠正,重新建立动态平衡,机体大部分都能恢复到体质状态。

有学者认为"六气之邪,有阴阳不同,其伤人也,又随人身之阴阳强弱变化而为病"。因此,病邪伤人致病随体质不同而变化。而湿热体质正是湿热证发病的重要因素,遇适当诱因即发为湿热证。湿热体质转化为湿热证是亚健康状态向疾病状态转变的过程,是量变到质变的结果,可形成不同疾病的湿热证。对湿热体质和湿热证的认识,前者主要从其形体外貌特征、体质演变趋势等生理角度进行综合描述,而后者则是从疾病状态入手,描述湿热证这个阶段的病态特征。因此,不同疾病的湿热证,其症状和治疗各有特点和侧重,而对湿热体质亚健康状态进行早期干预,可减少其遇诱因发生湿热证的概率。

正因这种联系与区别,体质调理对于疾病预防才有意义,所谓未病先防即在于此。因此,《黄帝内经》中关于根据四时之气调整作息、调整饮食预防疾病的字句随处可见;在心理方面,则主张追求心境平和,恬淡虚无。

第二节　湿热体质的形成因素

随着全球气候变暖,社会的进步和人们生活水平提高,生活节奏不断加快,竞争压力不断升高,各种应酬,过食肥甘厚腻,嗜好烟酒等,人们的体质也随之发生变化,湿热体质成为常见的体质类型之一。《景岳全书》中指出体质的形成为先后天共同作用的结果:"故以人之禀赋言,则先天强厚者多寿,先天薄弱者多夭;后天培养者,寿者更寿,后天斫削者,夭者更夭。"人体体质的形成既秉承于先天,又得养于后天。由于先天禀赋的差异以及起居环境、饮食结构、种族地域等不同,导致了个体体质的特异性。湿热体质的形成主要有以下几个方面的原因。

一、先天禀赋

先天禀赋的不同造成了个体的体质差异,《灵枢·天年》认为,人之始生"以母为基,以父为楯",《灵枢·寿夭刚柔》也提到:"人之生也,有刚有柔,有弱有强,有短有长,有阴有阳。"《类经》曰:"禀赋为胎元之本,诸气受于父母者是也。"说明父母之精是生命个体形成的基础,父母生殖之精的盈亏盛衰及其体质特征影响着后代先天禀赋的厚薄强弱,从而影响其体质的形成。

二、年龄与性别因素

随着生长发育到衰老,体质也会因不同的生命过程而表现出相应的变化规律。少年之时,血气未充;中年之时,血气正旺;老年之时,血气既衰。青少年时期气血渐盛,肾气渐充,生长发育趋向成熟,为人体生长发育的鼎盛时期,此时期青少年生机勃勃,健壮善动,平和体质居多。人到中年,脏腑经脉功能都接近或达到最佳状态,但同时生命也出现转折,脏腑气血由盛极转向渐衰,平和体质减少,偏颇体质增多。老年人五脏功能日益衰退、形体亏损、宿疾交加等体质特点,老年人的偏颇体质不像其他年龄段那样单纯,往往是以一种体质为主,同时兼夹其他体质。女人易阴血不足,男人易阳气耗损。男女在形态结构、生理功能、物质代谢以及遗传等方面的差异形成了男女不同的体质特征。

三、气候环境

人禀天地之气而生,四时之气而成,故人类的整个生命活动过程必然会受到自然界诸多因素的影响。同一地域的人,因为生活环境相同,从而使其体质具有群类趋同性。中国幅员辽阔,地理环境多样,气候复杂多变。不同的环境因素对人体体质的形成也产生明显的影响,也是形成地域人群间体质差异、证候特点的重要因素。如岭南地区,位于东亚季风气候区南部,为热带、亚热带季风海洋性气候,夏季较长而冬季短暂,全年气温偏高,太阳辐照量较多,日照时间较长,降水丰沛。这种特殊的多热多湿的气候特点是该地区人群易形成湿热体质最重要的外部因素。而当代温室效应,气温逐渐升高,若素体多湿,加之外界阳热,湿热交织,日久易导致湿热体质的形成。研究表明空调的使用情况都会对人们的中医体质类型产生一定的影响。现代生活中空调的广泛使用,炎热季节的制冷,寒冷季节的制热,造成室内外温度差异过大,人体腠理汗孔骤开骤闭,闭散失调,汗液聚生内湿,加之外界湿热环境,容易形成或加剧湿热体质。

四、生活方式

健康的生活方式与平和体质密切相关,而不健康的生活方式容易导致偏颇体质的形成。对 166 名广西常住人群湿热体质形成影响因素的研究结果表明,喜甘甜、睡眠不规律、很少运动、晚睡早起、喜食内脏、喜凉食等生活饮食因素与湿热体质得分成正相关,都是湿热体质形成的重要影响因素。有学者对 1 627 例高校新生进行中医体质影响因素研究,也发现喜甘甜、嗜辛辣、嗜烟与湿热体质呈正相关。脾为后天之本,长期过食肥甘厚腻、辛热香浓的饮食习惯,易酿生湿热,湿热中阻;烟为辛热纯阳之品,易助阳生热,热邪客于脾胃,导致脾胃升降失司而内生湿热;酒为熟谷之液,"气热而质湿"(《证治准绳·伤饮食》),所以饮酒无度,将助生湿热。若长期过食肥甘厚腻,或嗜烟嗜酒,都易形成或加剧湿热体质。《素问·太阴阳明论》中有

"脾者土也,治中央,常以四时长四脏",表明四时之中皆有土气,而脾不主一时。生活作息不规律,熬夜甚至日夜颠倒,导致人体节律混乱,脾气受损,脾主运化,脾气虚则津液不运,聚而成湿,湿郁久化热,形成湿热体质。

五、情志因素

随着社会飞速发展,竞争日益激烈,青少年面临升学压力,中青年面临就业、成家的压力,而老年人则面临着医疗、养老等压力,各种压力使人们常常处于压抑、焦虑甚至抑郁的状态中。"脾在志为思""思则气结"。张景岳曾指出:"但苦思难释则伤脾。"过度的思虑,情志不畅,脾胃气机升降失司,肝失疏泄,造成人体气机郁滞,气滞日久化火,而三焦水道不利,可导致津液输布障碍,聚而成湿,而脾失健运也生湿,湿郁久化热,湿热交织,日久形成湿热体质。

第三节　湿热体质的相关疾病

不同的体质对致病因素的易感性不同,发病之后的病理倾向性也不同。体质不仅是疾病发生的内在因素,还影响着疾病的发展与转归。感受同一致病因素,不同的体质可表现出不同的证候,即"同病异治";感受不同的致病因素,相同的体质可表现出一样的证候,即"异病同治"。湿热体质是一种湿热内蕴的失衡状态,造成其对某些湿热性疾病或湿热证候有一定的易感性和倾向性。

一、痤疮与湿热体质

痤疮,中医称之为"粉刺"。《素问·生气通天论》曰:"汗出见湿,乃生痤。"可见痤疮的发病条件及临床表现均与湿热体质一致。据对 3 121 例痤疮患者进行研究调查,因居处潮湿、素食肥甘厚味及辛辣刺激性食物引起的痤疮占 34.66%。调查 300 例痤疮患者,按中医体质类型统计分析:湿热体质患者有 111 例,占总人数的 37.00%,远高于其他 8 种体质。湿热体质是痤疮发病的主要体质土壤,其致病的根本原因就是湿热内盛。

痤疮的治疗多为中西医内外结合治疗,具有较好的临床效果,但是易反复发作,严重影响到人们的生活质量。《素问·至真要大论》"谨察阴阳所在而调之,以平为期",为纠正偏颇体质对抗疾病提供了思路。从湿热体质论治痤疮具有综合性和前瞻性。在治疗湿热体质型痤疮时均以清热解毒利湿为治则,方药多为龙胆泻肝汤、四妙丸、五味消毒饮、桃红四物汤等加减。国医大师王琦在治疗湿热质痤疮时自创消痤汤,其立方思路以湿热体质为立足点,从清热利湿、解毒祛瘀、化痰散结论治。在治疗湿热质痤疮时均从清热解毒利湿立法,治疗效果优于单纯治疗痤疮的效果,并且明显减少了痤疮的复发率。

二、糖尿病与湿热体质

中医学将糖尿病归为"消渴病"或"脾瘅"范畴。《黄帝内经》中就有关于糖尿病的病因病机及治法的论述:"脾瘅……肥美之所发也,此人必数食甘美而多肥也,肥者令人热,甘者令人中满,故其气上溢,转为消渴……治之以兰,除陈气也。"可采用芳香醒脾之药理气化浊,后世医家认识发展消渴理论时往往源据于此。限于当时医疗水平并未形成对消渴病的系统认识和科学分类。消渴病的病机为阴损燥胜,不可忽略的是湿热亦是消渴病的重要因素。

有学者对 2 型糖尿病与体质相关性进行调查时发现,痰湿体质和湿热体质在 2 型糖尿病高危人群中分布最多。对珠三角 1 600 例老年人进行体质与 2 型糖尿病相关性进行调查,其中具有特禀质、气郁质、湿热质、阳虚质、血瘀质、阴虚质、痰湿质这 7 种偏颇体质的老年人更容易患 2 型糖尿病,并且在单一体质分型中,特禀质、气郁质、湿热质、阳虚质对于 2 型糖尿病发病的危险性与影响程度更大。因此,研究湿热体质与糖尿病发病机制对糖尿病的防治具有重要意义。

研究表明湿热体质是糖尿病及其并发症的主要病机之一,故认为湿热质糖尿病的中医干预应立足于分消走泄、清解湿热法。调治生成疾病土壤的同时,还应从社会因素、生活方式及心理因素方面进行调整,如疏导压抑心理,保持心情舒畅,减少压力,调整饮食生活,保持清淡饮食,多吃蔬菜,忌食肥甘厚味及辛辣刺激之品,忌烟酒。通过对偏颇体质亚健康状态进行综合的调整与干涉,达到预防疾病的目的,并指导选方用药。

三、高血压病与湿热体质

高血压病是一种以体循环动脉压持续性升高为主要表现的临床综合征。我国古代并没有对于高血压病名的记载，根据其临床表现可将其归为"头痛""眩晕"一类。近年有学者通过调查研究 944 例高血压病患者中医证素与体质，提出痰湿质、阴虚质、阳虚质、湿热质为高血压病患者最常见的 4 种偏颇体质，且阳虚、内火和阴虚证素为高血压病患者主要证素。对广东顺德地区合并高尿酸血症的 151 例高血压病患者进行体质分析发现，患者以痰湿质和湿热质为主。

对比正常高值血压人群与正常血压人群发现，在偏颇体质人群中，正常高值血压发生的主要体质危险因素为痰湿质、湿热质、血瘀质，其代谢指标紊乱情况明显高于正常血压人群。因此，正常高值血压者多属于偏颇体质。现代人过量食用高蛋白质、高脂肪类食物均会助生湿热，导致阴阳对立，与高血压病的形成有重要关联。以上均提示在高血压病的防治方面，调理体质是根本。

四、慢性前列腺炎与湿热体质

对于湿热体质导致的慢性前列腺炎，国医大师王琦教授认为该病的主要病机是精窍浊瘀阻滞兼肝郁气滞。治疗湿热质慢性前列腺炎，总体应清热利湿、祛瘀排浊。初期、中期患者常表现为尿急、尿频、尿痛的尿路刺激征，证属湿热毒阻滞精室，以当归贝母苦参丸合五草汤、薏苡附子败酱散或仙方活命饮加减；后期表现为慢性盆腔疼痛，证属痰浊阻滞，方用当归贝母苦参丸合复元活血汤、桂枝茯苓丸加减。

对于湿热、瘀浊兼有的慢性前列腺炎患者，王琦教授创制了"前列通淋汤"，由当归贝母苦参丸（当归、贝母、苦参）加减，增强清利湿热、化痰散浊之功；对于前列腺疼痛患者，常选用二妙散、蒲灰散、当归贝母苦参丸、薏苡附子败酱散等方，清利湿热的同时也能够活血化瘀。遇到热毒壅盛者，用仙方活命饮加减，清热解毒，消肿散结，活血止痛。另外，王琦教授还创制了化瘀排浊、疏肝通络、行气止痛的"前列止痛汤"，该方以复元活血汤合金铃子散加减，常加黄柏、车前子、土茯苓以清热利湿。

五、肾病与湿热体质

《黄帝内经》有言"可以伤于湿者,下先受之""可以清(寒)湿袭虚,病起于下",这些都说明了人体下部对湿邪的易感性。并且湿热证在淋证、血尿、癃闭、水肿这些泌尿系疾病中更是众所周知的主要证候之一。而湿热体质作为湿热证发生的最适合的土壤,它与这些疾病的密切关系不言而喻。基于我们的研究结果,更是发现,湿热体质与泌尿系疾病如肾病不论是在发病机制,还是疾病预后上都可能存在着密切的联系。

在发病机制上,泌尿系统作为人体代谢物排泄的最重要脏器,与外界相通,因而容易被环境中微生物侵袭。同时,人体的代谢废物种类繁多,如药物、尿酸、葡萄糖、糖基化终产物等。肾脏还是血液循环的关键脏器之一,所以循环中的免疫复合物、抗原、炎症介质等也就必然经过肾脏。而肾脏细胞复杂的电生理屏障、孔隙结构和神经-内分泌信息分子,则在上述繁复多样的因素作用下最终导致了泌尿系统疾病尤其是肾病病因的复杂性。结合肾穿刺病理,可以看出绝大部分病程长的疾病,如糖尿病肾病、狼疮性肾炎、过敏性紫癜性肾炎、反复发作的泌尿系感染等,其病理都涉及肾微环境的炎症改变,如渗出、增生、纤维化、硬化等,最后萎缩凋亡。而肾病的这种病因、病理特性与湿热体质病人以免疫上调为特点的微观状态极其相似,这也为两者的联系提供了基础。

然而,湿热质与肾病的关系不仅限于此。它们是两种对炎症都易感的因素,因此若它们同时存在于一个个体中,极有可能会彼此互为诱因,加重彼此的病理性进展。对于湿热体质而言,湿性黏滞、缠绵,在病程中容易招致其他外邪,与热相合则赋予了它自身阳性的属性,容易受外界牵引诱发较为剧烈的应激反应。因此湿热体质的肾病患者的病情可能更易诱发,更难控制,更快进展。

因此,湿热体质对肾病的发生、发展及预后极有可能产生较大的影响。如果能在湿热质人健康或亚健康状态,甚至在疾病初起时就正确辨体质与辨证相结合,选择最佳的方式进行调护,则不论是从人体健康角度还是经济角度都将大有裨益。

六、自身免疫性甲状腺疾病与湿热体质

痰湿、气郁、湿热体质与自身免疫性甲状腺疾病关系较为密切,而这三种体质类型对于机体代谢的影响都已在大部分学者中达成共识。因为它们都能引起气机不畅,生湿生痰,继而随人体阴阳偏胜情况与热或与寒相合,表现出高或低代谢的情况。

湿热通常与高代谢表现为主,因而相比于其他体质类型,湿热质与自身免疫性甲状腺疾病的主要关联除与疾病的发生概率相关外,更重要的可能在于不同体质的人患此病的临床表现的类型不一致。研究中也发现差异基因的分布除炎性因子外,还有与胆固醇的代谢相关基因如下调基因 $OSBP2$(类固醇结合蛋白 2 基因),其主要抑制氧化型胆固醇对细胞的毒性作用,上调基因 MPO(髓过氧化物酶基因),促进低密度脂蛋白氧化,这就提示湿热体质人群可能存在胆固醇代谢和免疫紊乱的倾向。而不同的临床表现则将引起不同的并发症及预后。

因此,可以认为胆固醇代谢与免疫两方面的紊乱可能是串联湿热体质与自身免疫性甲状腺疾病关系的纽带之一。即湿热体质人群对自身免疫性甲状腺疾病可能存在疾病易感性,并引起不同于其他体质的临床表现继而影响疾病过程及预后。这也指导我们若能在未病之时重视对湿热质人群的调理,将有助于减少这类自身免疫性疾病的发生,也将有利于调整疾病原有的转归方向。综上所述,可以得出湿热体质与多种疾病存在关联性,有学者通过文献计量研究发现湿热体质在高尿酸血症、慢性胃炎、少弱畸形精子症、湿疹、乙型肝炎、便秘、胆石症、痛风等疾病中也分布较高,值得业内重视。

第四节　湿热体质的中医干预

湿热体质是以湿热内蕴为主要特征的体质状态,其成因与先天禀赋、久居湿地、喜食肥甘、长期饮酒等有关。体质的干预,旨在治未病,能在未病之时改善体质、养生防病,有的放矢地预防疾病。即使在疾病发生之后,也能及时准确地阻断疾病的发展。

一、方药干预

《素问·遗篇·刺法论》载："小金丹……服十粒，无疫干也。"方药干预是运用不同偏性的中药，从多种角度对人体发挥作用，如祛除病邪、纠正阴阳、和畅气血，调补脏腑等，达到调节改善或改变机体体质的目的，是避免疾病发生的有效措施，也是目前体质干预的主要方法。

(一)理论研究

湿热质者湿热蕴结不解，调体之法多为分消湿浊、清泄伏火。通过对湿热体质调体方药的筛选，提出调体主药黄芩、黄连、茵陈、滑石以及调体主方甘露消毒丹，明确了湿热体质遣方用药的专属特点，对湿热体质调理方案的规范化制定和实施具有较高的临床指导价值。通过总结古医籍医案中湿热体质调理的药物运用规律，发现湿热体质调理时常用药物有黄柏、车前子、海金沙、猪苓、苍术、牛膝、神曲、大黄、泽泻等。湿热体质调理代表方有泻黄散、龙胆泻肝汤、甘露消毒丹等。湿热体质有以下调控要点，根据"火郁发之"之理，于泻火解毒之剂中加用宣透清化之品；根据"渗湿于热下"之理，在清热化湿的同时佐以通利之品。

(二)预防干预

调理体质预防疾病的干预研究主要观察调理体质对预防体质相关疾病的影响。利用二妙丸对88例大学生湿热体质进行干预，发现健康促进生活方式和结合二妙丸的干预对大学生湿热体质的改善可以起到明显的效果，可使整个体质向平和体质转化，但生活方式起效较为缓慢。药物干预，短期内即可改善湿热体质状态，且效果更好，长期随访疗效显著。通过口服藿朴夏苓汤，对潮汕地区136例湿热体质进行早期干预，结果显示，干预组干预后症状总积分明显减少，主要症状的评分较干预前下降，且对人体无明显的肝肾毒性。

(三)治疗干预

调理体质对治疗疾病的干预，主要观察调理体质对体质相关疾病治疗效果的影响。临床使用山楂消脂胶囊对60例湿热体质性肥胖症患者进行干预研究，随机分成对照组和药物组，每组30例。结果显示，山楂消脂胶囊可降低湿热体质肥胖症患者的体质量和内脏脂肪含量，减轻胰岛素抵抗,改善全身慢性炎症状态。通过归纳、总结关于从湿热体质论治痤疮理论及临床研究,发现从湿热体质论治痤疮具有理论基础和临床优势,为痤疮的预防和治疗提供了新的思路,为从体质角度根治痤疮提供理论和临床依据。

治疗干预利用中药性,调整人体脏腑阴阳达到平衡,以改善或改变机体体质。有学者对湿热体质调体方药进行深入探析,提出调体主药黄芩、黄连、茵陈、滑石以及调体主方甘露消毒丹,对于湿热体质调理方案的规范化制定和实施具有较高的临床指导价值。对 42 例单一湿热体质受试者运用"王琦湿热调体方"进行体质调理,提出"王琦湿热调体方"运用藿香、豆蔻、生薏苡仁、薄荷、蒲公英、金银花、马齿苋、赤小豆、淡竹叶,清热利湿,芳香醒脾,显著改善湿热体质转化、湿热症状表现和血清睾酮值、面部油脂值,对湿热体质的改善时间依赖关系。此方具有调节湿热体质向平和体质转化的效果,值得在临床上推广应用。

二、经络穴位干预

《灵枢·经脉》载:"经脉者,所以能决死生,处百病,调虚实,不可不通。"经络能联系人体内外,运行气血,在生理、病理和疾病防治等方面具有重要作用。有研究选取湿热体质痤疮患者80例进行随机对照研究。研究组在基础治疗后给予调神针法治疗,选取穴位同对照组,同时加定神针、内关、丘墟、神门。对照组在基础治疗后给予针灸治疗,取穴位包括大椎、颧髎、合谷、曲池、内庭、足三里、阴陵泉、三阴交等。结果显示,调神针法相对于常规针灸治疗湿热体质痤疮在改善湿热体质及痤疮皮损方面更有优势,可明显提高疗效。采用针刺配合刮痧刺络拔罐对湿热体质嗜睡症50例进行临床疗效观察,对照组选用主穴:风池、天柱、完骨、印堂、上星、百会、人中、内关。治疗组在对照组基础上加用刮痧、刺络拔罐。结果显示,两组在治疗嗜睡症疗效方面相近,在改善睡眠时间与 ESS 积分方面有显著疗效;但治疗组在改善睡眠时间及 ESS 评分方面、改善体质积分方面、改善焦虑情绪量评分方面均优于对照组。

三、健康管理

健康管理是以现代健康概念(生理、心理和社会适应能力)和新的医学模式(生理–心理–社会)以及中医治未病为指导,通过运用管理学的方法和手段对个体或群体健康状况及其影响健康的危险因素进行全面检测、评估、有效干预与连续跟踪服务的医学行为及过程。健康管理在湿热体质的干预中占有重要地位。

(一)饮食调养

随着社会的进步,人们的生活水平日益提高,饮食不节,嗜食膏粱厚味,以酒为浆,以妄为常,通常导致脾胃受伤,湿热内生,形成湿热体质。湿热体质人群在饮食结构合理的基础上,宜选用清利化湿的食物,不宜辛辣燥热食物,忌食经油炸、煎炒、烧烤等高温加工而成的食物。吴丽丽等通过对《养老奉亲书》进行整理、分析,归纳出湿热质食疗方中的常用食物依次为粳米、青粱米、熟粟米水、猪肾、莲藕、冬葵、板栗、水牛头、蒜、黑豆、乌鸡、小麦、猪肚、酒、鲤鱼、鳗鲡鱼、面、蒲桃、青豆等。

此外,还可根据不同情况食用药膳进行调理。药膳食法以利湿清热为主,药膳材料可选赤小豆、薏苡仁、莲子、土茯苓、木棉花、猪肚、苦瓜、茵陈、鸡骨草、溪黄草、车前草、绿豆、空心菜、西瓜、黄瓜、冬瓜、丝瓜等,药膳方可选冬瓜汤、茵陈粥、泥鳅炖豆腐、木棉花土茯苓煲猪腱、绿豆薏米粥、赤小豆薏苡仁粥等。

(二)起居调护

湿热体质以湿浊内蕴、阳热偏盛为主要特征,患者对湿环境或气温偏高,尤其夏末秋初湿热交蒸气候较难适应。湿热质者应避免长期熬夜或过度疲劳,保持二便通畅,注意个人卫生。烟草为辛热秽浊之物,易于生热助湿,久受烟毒可内生浊邪,酒性热而质湿,堪称湿热之最,必须力戒烟酒。杨伟荣认为湿热质者要改善居住生活工作的环境,顺应自然,二十四节气对应着人类的自然养生法,节气养生能达到形神一体,天人合一。

(三)情志调理

《素问·上古天真论》载:"恬淡虚无,真气从之,精神内守,病安从来。"异常的情感活动可以影响五脏的生理功能,从而影响体质;反之,偏颇体质也可以影响人的情感活动。调神养性,是体质干预的一个重要方面。刘瑜等认为湿热质者阳气偏盛,性情较急躁,平日要加强道德修养和意志锻炼。

治疗期间向患者充分介绍传统疗法的治疗原理、注意事项以及治疗过程中可能出现的现象等,以增加配合度。

(四)运动指导

湿为阴邪,易伤阳气,其性黏腻。湿热质者湿浊内蕴,常可表现为身重困倦,运动量减少。湿热质者适合做大强度、大运动量的锻炼,如中长跑、游泳、爬山、各种球类等运动,以消耗体内多余的热量,排泄多余的水分,达到清热除湿的目的。还可以将健身力量练习和中长跑相结合。气功六字诀中的"呼""吸"字诀也有健脾清热利湿的功效。

四、综合干预

中医体质是人类在生长、发育过程中形成的与自然、社会环境适应的人体个性体质。因此,湿热体质干预不只限于一途,可综合运用辨体方药、饮食药膳、针灸推拿等手段,并从精神调摄、运动引导、生活起居调护等方面全方位调节。

有学者根据《黄帝内经》中"杂合以治"的思想,对 106 例湿热体质进行随机对照研究,对照组给予加减连朴饮口服,观察组在此基础上加用刮痧、针刺、刺络拔罐、体质护理、体质科普等多种方法进行干预。结果显示,观察组干预后面垢油光、舌苔黄腻、口苦异味、身重困倦、小便短赤症状明显改善,且优于对照组。另对 275 例志愿者从情志、饮食、起居、运动、经络 5 个方面综合干预,湿热质者 3 个月前后体质量表得分(28.34 ± 18.17 vs $25.89 \pm 17.03, P = 0.005$),表明体质综合调护可以改善湿热偏颇体质,使体质平和状态得以增进。

总之,通过药物、饮食、起居等多种途径对湿热体质进行调治,初步形成了湿热体质的干预方法。目前湿热体质的干预研究主要集中在方药干预方面,且大多数停留在临床观察,基础研究涉入尚浅。相信随着体质学说的不断发展,湿热体质干预研究也将逐渐严谨与丰富,从而充分发挥中医治未病特色与优势,提高全民健康水平,缓解医疗压力。

第六章
湿热证常用方剂

新加香薷饮

【出处】 《温病条辨》。

【组成】 香薷 6 g,厚朴 6 g,银花 9 g,鲜扁豆花 9 g,连翘 9 g。

【用法】 水煎,分 2 次服。

【功效】 祛暑解表,清热化湿

【主治】 暑温夹湿初起,复感于寒。症见发热头痛,恶寒无汗,身重体疼,口渴面赤,胸闷不舒,舌苔薄腻微黄,脉浮而数。

【方解】 本方即《太平惠民和剂局方》中香薷散加银花、连翘,将扁豆易为鲜扁豆花而成。方中以辛温芳香之香薷发汗解表,祛暑化湿为主;辅以银花、连翘辛凉解表,以清透上焦气分之暑热;至于鲜扁豆花,吴鞠通说"凡花皆散,取其芳香而散,且保肺液,以花易豆者,恶其呆滞也,夏日所生之物,多能解暑,惟扁豆花为最";厚朴苦温,宽中散满,以化脾胃之湿。综观本方,辛温与辛凉合用,故适用于夏季感受暑湿,外有表寒而内有湿热之证。

黄连香薷饮

【出处】 《医方集解》。

【组成】 黄连 6 g,香薷 9 g,厚朴 9 g,扁豆 12 g。

【用法】　水煎,分 2 次服。

【功效】　祛暑解表,清热化湿。

【主治】　夏季伤暑感冒,寒湿化热之证,症见发热恶寒,无汗,胸闷心烦,恶心呕吐,泄泻,腹痛,头痛及伤食吐泻等。

【方解】　暑多夹湿,故本方用香薷祛暑化湿以解表邪,古人有"香薷为夏季之麻黄"之说;黄连苦寒清里热而燥湿,共为主药。辅以厚朴化湿导滞,通导胃肠气机;扁豆健脾祛湿消暑。诸药合用,而成祛暑解表,化湿清热之剂,故可用于夏季伤暑感冒。

藿香正气散

【出处】　《太平惠民和剂局方》。

【组成】　藿香 9 g,紫苏 9 g,白芷 9 g,大腹皮 12 g,茯苓 12 g,白术 9 g,陈皮 9 g,半夏曲 12 g,厚朴 12 g,桔梗 6 g,甘草 3 g。

【用法】　共为细末,每服 6 g,姜、枣煎汤送服,日 3 次;或上方水煎,分 2 次服。

【功效】　解表化湿,理气和中。

【主治】　外感暑湿秽浊,邪在卫气,肠胃失调,症见发热恶寒,头痛胸闷,腹痛拒按,呕吐,肠鸣泄泻,口淡,舌质淡红,苔白腻,脉濡缓。

【方解】　方中藿香芳香,化中焦脾胃之湿浊,理气和中,且有透表解暑作用,是为主药;辅以苏叶、白芷解表邪,利气机;厚朴、大腹皮燥湿除满,消滞;半夏、陈皮、桔梗理气化痰;茯苓、白术、甘草和中健脾化湿。诸药合用,功专祛湿解暑,辟秽化浊,对夏秋感受暑湿秽浊之证,确有良效。但本方中大都为温性药,本来较适宜于外感风寒、内伤湿滞之证,如果治疗湿热,尚需做适当加减,才能满足临床的需要。如吴鞠通在《温病条辨》中就列举了 5 条加减正气散的方证,其中的第 1、2、4 条均为湿热而设,可参考。

麻黄连翘赤小豆汤

【出处】 《伤寒论》。

【组成】 麻黄(去节)6 g,连翘 12 g,杏仁 9 g,赤小豆 15 g,大枣 4 枚,生梓白皮 9 g,生姜 6 g,甘草 6 g。

【用法】 先煎麻黄,去上沫,再入其他药物同煎 2 次,分服。功效宣肺解表,清利湿热。

【主治】 伤寒外有表邪,瘀热(湿热)在里,症见身热,恶寒,无汗,体疼,小便不利,肤痒,身目发黄,舌苔薄黄腻,脉象浮数。

【方解】 《伤寒论》云:"伤寒瘀热在里,身必黄,麻黄连轺赤小豆汤主之。"以方测证,审证求因,当知本方证乃伤寒表邪不解,湿热内蕴,郁蒸而发黄疸。方以麻黄、杏仁宣肺解表;连翘、赤豆、梓皮清热利湿;生姜、大枣辛甘相合,调和脾胃。合之而成外解表邪,内清湿热之剂。

三仁汤

【出处】 《温病条辨》。

【组成】 杏仁 12 g,白蔻仁 6 g,白通草 6 g,滑石 15 g,竹叶 9 g,半夏 9 g,厚朴 6 g,薏苡仁 15 g。

【用法】 水煎,分 2 次服。

【功效】 宣畅气机,祛湿清热。

【主治】 湿温初起,或暑温夹湿,邪在气分,症见头痛身重,恶寒少汗,面色淡黄,胸闷脘痞,午后身热,热势不扬,舌苔薄腻,脉象濡缓。

【方解】 方中杏仁宣通上焦肺气,吴鞠通谓:"盖肺主一身之气,气化则湿亦化也。"白蔻仁芳香化湿,行气宽中;半夏、厚朴运脾燥湿,散结除痞;滑石、竹叶、薏苡仁、通草甘淡渗利,清泄湿热。因湿温、暑湿邪在气分,若单用苦温燥湿之品,则热愈炽;若专用苦寒清热之剂,则湿愈遏。鉴此,本方意在芳化淡渗,宣畅气机,使阻遏气分,弥漫三焦之湿热,得以轻清宣透,上下分消,如是则湿化热清,三焦通畅,诸症自除。

藿朴夏苓汤

【出处】 《感证辑要》。

【组成】 藿香9 g,半夏9 g,赤苓9 g,杏仁9 g,厚朴6 g,淡豆豉9 g,白蔻仁6 g,猪苓9 g,薏苡仁12 g,泽泻6 g。

【用法】 水煎,分2次服。

【功效】 芳香化浊,理气渗湿,兼以疏表。

【主治】 湿温初起,身热恶寒,肢体困倦,胸脘痞闷,纳谷减少,口腻不渴,舌苔薄白而腻,脉象濡缓。

【方解】 方中藿香、淡豆豉芳化宣透,以祛在表之湿,使被遏之卫阳透达,则发热恶寒可解;厚朴、半夏、蔻仁理气醒脾,苦温燥湿,使中焦之湿得以运化,则脘闷,纳差,口腻自愈;赤苓、猪苓、薏苡仁、泽泻淡渗利湿于下,使邪有出路,所谓"治湿不利小便非其治也"。复加杏仁宣上焦肺气,通调水道,取"气化则湿自化"之义。诸药配伍,共奏宣肺运脾、渗利膀胱之功,俾湿邪得以从上、中、下三焦消弭。

菖蒲郁金汤

【出处】 《温病全书》。

【组成】 石菖蒲9 g,炒栀子9 g,鲜竹叶9 g,郁金6 g,木通4.5 g,连翘6 g,丹皮9 g,竹沥(冲)15 g,灯心草6 g,玉枢丹(冲)1.5 g(一方无木通、灯心草,有菊花、牛蒡子、滑石、生姜汁)。

【用法】 水煎,分2次服。

【功效】　清热化湿,豁痰开窍。

【主治】　湿热痰浊,蒙闭心窍,神明被遏,而见神识时清时昧,谵语,身不甚热,舌红苔黄腻或浊腻。

【方解】　本方为湿热蒸酿痰浊,上蒙心窍,神明被遏而设。方中菖蒲辛温芳香善化痰湿,辟秽开窍;郁金行气开郁,凉血散瘀,与菖蒲配合,相辅相成,均为主药;辅以竹叶、灯心草、山栀、连翘清泻邪热,更有清心宁神之功;丹皮凉血散血,清厥少二经之热;竹沥清热滑痰,镇惊利窍;玉枢丹辟秽化浊,清热解毒,活血祛瘀尤见其长。合之而成清热化湿、芳香辟秽、豁痰开窍之剂,与温邪陷入心包所用的"三宝"(安宫牛黄丸、紫雪丹、至宝丹)作用自有不同。

甘露消毒丹

【出处】　《温热经纬》。

【组成】　飞滑石 450 g,茵陈 330 g,黄芩 300 g,石菖蒲 180 g,木通 150 g,川贝母 150 g,藿香 120 g,薄荷 120 g,白蔻仁 120 g,连翘 120 g,射干 120 g。

【用法】　上药晒燥共研细末,瓶装。或以神曲糊丸如弹子大。每服 9 g,白水送下,1 日 3 次。

【功效】　利湿化浊,清热解毒。

【主治】　湿温时疫,邪在气分,症见发热口渴,胸闷腹胀,肢酸倦怠,咽肿溺黄,或身目发黄,舌苔黄腻,脉象滑数。

【方解】　王孟英说:"此治湿温时疫之主方也。"方中黄芩、连翘、薄荷清热解毒,宣透疫邪;藿香、菖蒲、蔻仁芳香化浊,开泄气机;贝母、射干宣肺化痰,清利咽喉;茵陈、滑石、木通清利湿热。诸药相配,清热不碍湿,祛湿不助热,且注重疏通气机,取"气化则湿化"之义,宜于湿热并重之证。

连朴饮

【出处】 《霍乱论》。

【组成】 厚朴 12 g,黄连 6 g,石菖蒲 9 g,制半夏 9 g,豆豉 9 g,山栀 9 g,芦根 30 g。

【用法】 水煎,分 2 次服。

【功效】 清热化湿,理气和中。

【主治】 湿热内蕴,脾胃升降失常,清浊相混,而见霍乱吐利,胸脘痞闷,不思饮食,舌苔黄腻,脉象滑数,小便短赤。

【方解】 方中厚朴《本草汇言》谓其能"宽中下气……凡气滞于中,郁而不散,食积于胃,羁而不行,或湿郁积而不去,湿痰聚而不清,用厚朴之温可以燥湿,辛可以清痰,苦可以下气也",是方即取其行气化湿之功,配黄连之清热燥湿,半夏之和胃降逆,复参山栀、豆豉之清宣胸脘郁热,更入芦根清热渗湿,和胃止呕。用菖蒲者,以其功擅芳香化浊,醒胃悦脾故也。诸药相配,使湿热得去,秽浊得消,脾胃复升清降浊之职,则吐泻诸症可止。因本方作用偏于清热,故宜于热重湿轻之证。

黄连解毒汤

【出处】 《外台秘要》引崔氏方。

【组成】 黄连 6 g,黄芩 9 g,黄柏 9 g,栀子 9 g。

【用法】 水煎,分 2 次服。

【功效】 泻火解毒,清化湿热。

【主治】 一切实热火毒,充斥三焦,表里俱盛,症见狂躁心烦,口燥咽干,大热干呕,错语不眠,吐血、衄血,热盛发斑,疔疮肿毒,湿热黄疸,下痢,舌红苔黄,脉象滑数。

【方解】 本方由大苦大寒,泻火解毒的药物组成,是治火毒炽盛,充斥三焦的传世名方。方中黄连善清心胃之火,解毒之功亦著,故用作主药;配合黄芩清肺热,泻上焦之火;黄柏清肝肾,泻下焦之火;栀子通泻三焦之火,导热下行。诸药相伍,其泻火解毒堪称药专效宏。又芩、连、栀、柏俱为苦寒之品,寒能清热,苦能燥湿,故本方又是清热燥湿的良方,对湿热病证,尤其是热重于湿者,也有显著的效果。

白虎加苍术汤(又名苍术白虎汤)

【出处】 《类证活人书》。

【组成】 生石膏(打碎)30 g,知母12 g,生甘草6 g,粳米1匙,苍术9 g。

【用法】 先煎石膏,再入其他药物同煎2次分服。

【功效】 清热燥湿。

【主治】 湿温热重于湿,症见壮热汗出,面赤气粗,心烦口渴,身重脘痞,苔黄微腻偏干,脉象洪数或滑数。

【方解】 本方为阳明胃热夹太阴脾湿,热重于湿之证而设。方以辛凉重剂之白虎汤清泻阳明胃热,复入苍术之苦温以燥太阴脾湿,虽是清热燥湿并用,然清热之功尤胜,故适用于热重于湿之湿热病证。

薏苡竹叶散

【出处】 《温病条辨》。

【组成】 薏苡仁12 g,竹叶9 g,飞滑石15 g,白蔻仁4.5 g,连翘9 g,茯苓15 g,白通草4.5 g。

【用法】 共为细末,每次服15 g,每日3次,温水送下。

【功效】 辛凉清热,甘淡利湿。

【主治】 湿热郁闭经脉,流连气分,症见身热身痛,汗多自利,或汗出不彻,胸腹出现白等。

【方解】　吴鞠通说:"湿停热郁之证,故主以辛凉解肌表之热,辛淡渗在里之湿,俾表邪从气化而散,里邪从小便而出,湿热两驱,表里双解之妙法也。"全方以竹叶、连翘辛凉透热而解表,薏苡仁、滑石、茯苓、通草甘淡渗湿,白蔻仁芳香化浊,共同体现辛凉淡渗法则。本方药物似乎平淡,但注意气机之升降,故适宜于内外合邪的湿热郁闭气分之证。

杏仁滑石汤

【出处】　《温病条辨》。

【组成】　杏仁9 g,滑石9 g,半夏9 g,黄芩6 g,郁金6 g,厚朴6 g,橘红4.5 g,黄连3 g,白通草3 g。

【用法】　水煎,分2次服。

【功效】　清热利湿,行气散满。

【主治】　暑湿或伏暑,湿热弥漫三焦,症见身热汗出,烦渴,痞满,呕恶,自利,溺短,舌苔灰白。

【方解】　湿热为患,热邪与湿交混,治必以辛凉清热兼辛开苦降,调理气机而化湿邪为主。本方以杏仁宣肺气,通调水道达膀胱以利湿邪;厚朴苦温燥湿利气而除痞满;黄芩、黄连苦寒清热化湿;郁金芳香走窍而开闭结;滑石、通草淡渗利湿;橘红、半夏强胃而宣湿化痰以止呕恶。诸药合用,使三焦之湿热得去,则诸恙可解。

黄芩滑石汤

【出处】　《温病条辨》。

【组成】　黄芩9 g,滑石9 g,茯苓皮9 g,大腹皮6 g,白蔻仁3 g,通草3 g,猪苓9 g。

【用法】 水煎,分2次服。

【功效】 清热利湿。

【主治】 湿温邪在中焦,湿热并重,症见发热身痛,汗出热解,继而复热,渴不多饮,或竟不渴,舌苔淡黄而滑或黄腻,脉象滑数或濡数。

【方解】 湿热留滞中焦,相互交结,吴鞠通明文指出"发表攻里两不可施",否则必变坏证,故以清热利湿为治其根本。方中黄芩清热燥湿;滑石、猪苓、茯苓皮、通草清利湿热;白蔻仁、大腹皮宣气而利小便,取"气化则湿化"之义。综观是方,实有"湿热两伤不偏治"之妙。

三石汤

【出处】 《温病条辨》。

【组成】 飞滑石9 g,生石膏15 g,寒水石9 g,杏仁9 g,竹茹(炒)6 g,银花(露更妙)9 g,金汁(冲)1 酒杯,白通草6 g。

【用法】 水煎,分2次服。

【功效】 清热利湿,宣通三焦。

【主治】 暑热夹湿之邪弥漫三焦,症见身热,面赤耳聋,胸闷脘痞,下利稀水,小便短赤,咳痰带血,不甚渴饮,舌红赤,苔黄滑。

【方解】 本方系微苦寒兼芳香法,即吴鞠通自谓"盖肺病治法,微苦则降,过苦反过病所,辛凉所以清热,芳香所以败毒而化浊也"。方中以银花、生石膏、寒水石之辛凉甘寒清热,杏仁宣通气分,竹茹清肺泄热,银花、金汁涤暑解毒,滑石、通草淡渗利湿。诸药合用,使气分之暑热得辛寒而清解,湿邪得气化而渗利也。

蒿芩清胆汤

【出处】 《通俗伤寒论》。

【组成】 青蒿9 g,黄芩9 g,淡竹茹9 g,制半夏9 g,陈皮6 g,枳壳6 g,赤茯苓9 g,碧玉散(包煎,由滑石、甘草、青黛组成)9 g。

【用法】　水煎,分 2 次服。

【功效】　清胆利湿,和胃化痰。

【主治】　湿热之邪,阻滞少阳,留恋三焦,胃失和降,症见寒热如疟,寒轻热重,恶心反酸,呕吐痰涎,或干呕呃逆,胸胁胀痛,口苦膈闷,脘腹痞胀,舌苔黄白而腻,脉象弦滑且数。

【方解】　方中青蒿苦寒芬芳,善透少阳邪热,黄芩清泻胆经郁火,均为主药;辅以半夏、陈皮、枳壳、竹茹祛湿化痰,和胃止呕,且能宣畅气机;赤苓、碧玉散清热利湿,导邪从小便而出,以为佐使。合之共奏清胆利湿,和胃化痰之功,俾胆热得清,痰湿得化,胃复和降,气机通畅,则诸症可解。

达原饮

【出处】　《温疫论》。

【组成】　槟榔 9 g,厚朴 6 g,草果 9 g,知母 9 g,白芍 9 g,黄芩 9 g,甘草 3 g。

【用法】　水煎,分 2 次服。用于疟疾者,宜发作前 3 小时许服。

【功效】　开达膜原,辟秽化浊,清热祛湿。

【主治】　温疫(湿热疫)或疟疾邪伏膜原,症见先憎寒而后发热,继而但热而无憎寒,或发热傍晚益甚,头痛身疼,胸闷呕恶,舌质红,苔白厚如积粉,脉象弦数。

【方解】　本方是吴又可《温疫论》治温疫邪伏膜原的主方。吴氏所论的"温疫",从其症状来看,似指湿热性质的一类疫病,包括西医学所称的伤寒、副伤寒、疟疾等。方中槟榔、厚朴、草果芳香理气,辟秽化浊,吴氏谓"三味协力,直达其巢穴,使邪气溃败,速离膜原",均为主药;辅以黄芩清热燥湿,知母、白芍滋阴和血,以防热邪耗伤阴液,并制槟榔、厚朴、草果三药燥烈之性,且知母又是清热良药;复参甘草清热解毒,调和诸药,以为佐使。合之而成开达膜原,辟秽化浊,清热祛湿之剂。

葛根黄芩黄连汤

【出处】　《伤寒论》。

【组成】　葛根15 g，黄芩9 g，黄连6 g，甘草6 g。

【用法】　水煎，分2次服。

【功效】　解表清里，清热化湿。

【主治】　身热下利，胸腹烦热，喘而汗出，下利多恶臭气，肛门灼热，口渴尿黄，苔黄微腻，脉象滑数。

【方解】　本方《伤寒论》原为表证未解，因误下而成协热下利而设。方中葛根《名医别录》谓其能"疗伤寒中风头痛，解肌，发表，出汗，开腠理"，本方即取其解肌清热之功，而为主药；配黄芩、黄连直清胃肠，且两药均有清热化湿作用，为治热利（湿热下利）之良药；甘草和中缓急，调和诸药，用作佐使。合之能使表热解，里热清，是以身热下利诸症可愈。

白头翁汤

【出处】　《伤寒论》。

【组成】　白头翁12 g，黄柏9 g，黄连9 g，秦皮9 g。

【用法】　水煎，分2次服。

【功效】　清热燥湿，解毒止痢。

【主治】　湿热痢腹痛，里急后重，身热，下痢脓血赤白，肛门灼热，口渴欲饮，小便短赤，舌红苔黄腻，脉象弦滑带数。

【方解】　方中白头翁清热解毒，凉血止痢，为治热痢之要药，故用为主药；配以黄连、黄柏清热燥湿，泻火解毒，亦为治痢之良药；秦皮功擅清热凉血，其性收涩，协助白头翁清热解毒，凉血止痢，以作辅佐。四药配伍，共奏清热燥湿、解毒止痢之效，为治湿热痢（热痢）的经世名方。

茵陈蒿汤

【出处】　《伤寒论》。

【组成】　茵陈 18 g,栀子 9 g,大黄 6 g。

【用法】　水煎,分 2 次服。

【功效】　清热利湿退黄。

【主治】　湿热黄疸。症见身目俱黄,黄色鲜明如橘子色,小便短赤或如浓茶样,大便不畅,腹微满,身热口渴,舌苔黄腻,脉象滑数或沉实。

【方解】　瘀热在里,不得外越,与湿邪交并,熏蒸于内,身必发黄。本方为治疗湿热黄疸(阳黄)的经世名方。方中茵陈为主药,功能清热,利湿,退黄;配以栀子清热泻火,通利三焦,使湿热从小便而出;又伍以荡涤肠胃,清泻瘀热的大黄,使湿热从大便而下。合之则湿热之邪得以前后分消,黄疸自退。

栀子柏皮汤

【出处】　《伤寒论》。

【组成】　栀子 12 g,黄柏 9 g,甘草 3 g。

【用法】　水煎,分 2 次服。

【功效】　清泻湿热。

【主治】　湿热黄疸,身目发黄如橘子色,发热,心烦口渴,小便短赤,腹部胀满,大便通利,舌苔黄腻,脉象滑数。

【方解】　方中栀子善清烦热,《丹溪心法》说"山栀仁,大能降火,从小便泄出,其性能屈曲下降",故用为主药;配以黄柏之苦能燥湿,寒能清热,以增强清热祛湿之效;辅以甘草益胃,以免山栀、黄柏苦寒伤胃之副作用。本方清热利湿药简效宏,临床常与茵陈蒿汤或茵陈五苓散配合应用,治疗湿热黄疸(阳黄),堪称历验不爽。

龙胆泻肝汤

【出处】 《医方集解》。

【组成】 龙胆草(酒炒)6 g,黄芩(炒)9 g,栀子(酒炒)9 g,生地 12 g,泽泻 6 g,柴胡 6 g,木通 6 g,车前子 9 g,当归(酒洗)3 g,甘草 3 g。

【用法】 水煎,分 2 次服。

【功效】 泻肝胆实火,清下焦湿热。

【主治】 肝胆实火上逆,症见头痛目赤,胁痛口苦,耳聋耳肿,急躁易怒,舌红苔黄,脉象弦数等;或湿热流注下焦而见小便淋痛黄赤,阴肿、阴痒,妇女带下黄稠,舌红苔黄腻,脉象弦滑且数等症。

【方解】 方中以龙胆草为主药,功擅泻肝胆实火,除下焦湿热;黄芩、山栀泻火清热见长,以增强龙胆草之作用,故为辅药;车前、木通、泽泻清热利湿,引湿热从小便而出;当归、生地滋阴养血,以防实火耗伤阴血,并防苦寒燥湿之药,再劫其阴,意在泻中寓补,疏中有养,俱以为佐;复加柴胡引诸药入肝胆之经,甘草调和药性,皆为之使。诸药相配,共奏泻肝火利湿热之效,故适用于肝胆实火上逆或湿热下注所引起的上述各症。

二妙散

【出处】 《丹溪心法》。

【组成】 黄柏(炒)、苍术(米泔浸炒)各等分。

【用法】 上 2 味研为细末,每服 6 ~ 9 g,日服 2 次,温开水送下。亦可作汤剂,水煎,分 2 次服。

【功效】 清热燥湿。

【主治】 湿热下注所引起的两足痿软无力,足膝红肿热痛,步履艰难,或妇女湿热带下,或湿疮、淋浊等症,舌苔黄腻。

【方解】 本方是朱丹溪治疗湿热痹证的代表名方。方中黄柏性味苦寒,苦能燥湿,寒能清热,尤善于清下焦湿热;苍术性味苦温,功擅燥湿。二药相配,具有清热燥湿之功,多用于下焦湿热之证。《医学正传》于本方中加牛膝,名"三妙散(丸)",主治湿热下注,脚膝麻木热痛;《成方便读》于三妙散(丸)中加薏苡仁,名"四妙散(丸)",主治湿热下注,两足麻痿肿痛等症。

加减木防己汤

【出处】 《温病条辨》。

【组成】 防己 18 g,桂枝 9 g,石膏 18 g,杏仁 12 g,滑石 12 g,白通草 6 g,薏苡仁 9 g。

【用法】 水煎,分 2 次服。

【功效】 清热利湿,通经除痹。

【主治】 湿热痹,症见发热,关节红肿热痛,筋脉挛痛,小便黄赤,舌苔黄腻,脉象滑数。

【方解】 木防己汤原出《金匮要略》,治疗膈间支饮,药用防己、石膏、桂枝、人参。本方去人参加杏仁、薏苡仁、滑石、通草而成,重点在于宣畅气机,即曹炳章所谓"郁则痹,宣则通也"。方中以善除肌腠之湿的木防己为主药,加石膏辛寒以清热,杏仁、滑石、通草宣肺利湿,反佐一味辛温的桂枝以通利血脉,增强宣痹止痛之功,故对湿热痹证有较好的疗效。

当归拈痛汤

【出处】 《医学发明》。

【组成】 当归 9 g,茵陈 15 g,黄芩 12 g,葛根 6 g,苍术 6 g,白术 6 g,知母 9 g,猪苓 9 g,泽泻 9 g,羌活 12 g,升麻 6 g,人参(一方无人参)6 g,炙甘草 6 g,防风 9 g,苦参 6 g。

【用法】 水煎,分2次服。

【功效】 祛风通络,清热利湿。

【主治】 风湿热相搏所致的四肢关节烦痛,肩背沉重,或一身痛,或脚气肿痛,或舌有瘀点等。

【方解】 方中当归活血化瘀通络,茵陈、黄芩、葛根、知母、苦参清热利湿通络,苍术、白术、猪苓、泽泻健脾渗湿,羌活、升麻、防风祛风宣痹,人参扶助正气,甘草调和诸药。诸药合用,使清热而不伤阳,温经而不热,培土而不燥,共奏清热通络、祛风利湿之功。

上中下通用痛风方

【出处】 《丹溪心法》。

【组成】 黄柏(酒炒)9 g,苍术(泔浸)9 g,防己9 g,威灵仙(酒拌)9 g,白芷9 g,桃仁9 g,川芎6 g,桂枝6 g,羌活9 g,龙胆草6 g,南星(姜制)9 g,红花(酒洗)6 g,神曲(炒)9 g。

【用法】 水煎,分2次服。

【功效】 清热燥湿,化痰祛风。

【主治】 湿热夹风所致的痛风,症见手足关节突发性疼痛,局部红肿,疼痛夜甚于昼,胸闷痰多,舌苔黏腻,脉象滑数。

【方解】 方中苍术、黄柏,即二妙散,有清热燥湿之功;防己、龙胆草泻下焦湿热;羌活、威灵仙祛百节之风;白芷善祛头面之风;桃仁、红花、川芎活血化瘀;桂枝一味有温经通络之长,丹溪谓能"横行手臂,领苍术、南星等药至痛处"。神曲消滞和中,更妙在用南星一药,意在祛经络百节之痰,与桃仁、红花、川芎相配,乃痰瘀同治。诸药合用,既能散风邪于上,又能泻热渗湿于下,还可以活血化瘀,消滞和中,对上中下之痛风病证颇为适宜,故历来被奉为治疗痛风的代表方。

宣痹汤

【出处】　《温病条辨》。

【组成】　木防己 12 g,杏仁 9 g,滑石 15 g,半夏(醋炒)9 g,晚蚕砂(包煎)9 g,薏苡仁 15 g,连翘 9 g,赤小豆皮 9 g,栀子 9 g。

【用法】　水煎,分 2 次服。

【功效】　清热利湿,宣通经络。

【主治】　湿热痹证,症见关节或肌肉灼热、肿胀、疼痛、重着,皮肤发红,或见硬结、红斑,可伴发热,口渴不欲饮,烦闷不安,周身沉重,小便黄浑,舌质红,苔黄腻,脉滑数。

【方解】　本方以除经络之湿和宣痹止痛的防己、薏苡仁、蚕砂为主药;辅以杏仁宣肺气,俾气化则湿化;连翘、栀子协助主药清热;半夏健脾化湿;赤小豆、滑石导湿热从小便而去。合之共奏清热利湿、宣痹通络之效。

六一散

【出处】　《伤寒标本》。

【组成】　滑石 180 g,甘草 30 g。

【用法】　共为细末,每服 6~9 g,温水送下。

【功效】　清暑利湿。

【主治】　暑热夹湿,症见身热汗出,心烦口渴,小便不利,或呕吐泄泻,或下痢赤白,或小便黄赤淋痛,或癃闭等。

【方解】　本方由六分滑石、一分甘草组成,故名"六一散"。方中滑石性味淡寒,《本草经疏》谓其"滑以利诸窍,通壅滞,下垢腻;甘以和胃气;寒以散积热。甘寒滑利,以合其用,是为祛暑散热、利水除湿、消积滞、利下窍之要药",故重用为主药。少佐甘草,和其中气,且能调和滑石之寒滑太过。二药合用,使内蕴之暑湿从下而泄,以达清暑利湿之效。

茯苓皮汤

【出处】 《温病条辨》。

【组成】 茯苓皮 15 g,生薏苡仁 15 g,猪苓 9 g,大腹皮 9 g,白通草 9 g,淡竹叶 6 g。

【用法】 水煎,分 2 次服。

【功效】 清利湿热。

【主治】 湿热弥漫三焦,症见热蒸头胀,身痛,呕逆,小便不利,渴不多饮,舌苔白腻微黄。

【方解】 方中猪苓、茯苓皮、薏苡仁、通草、淡竹叶甘淡渗利,导湿邪从小便而去,且竹叶又有清热之功;大腹皮宽中下气,以使小便通利。前贤有云"治湿不利小便非其治也",殆即此意。

萆薢分清饮

【出处】 《医学心悟》。

【组成】 川萆薢 12 g,黄柏(炒褐色)9 g,石菖蒲 4.5 g,茯苓 9 g,白术 9 g,莲子心 3 g,丹参 9 g,车前子 12 g。

【用法】 水煎,分 2 次服。

【功效】 清热利湿,化浊分清。

【主治】 湿热下注膀胱,小便短赤淋沥涩痛,或赤白浊症。

【方解】 本方以清热除湿为主,兼治心脾。方中萆薢性味苦平,功能利湿化浊为主药;车前子渗利膀胱湿热为辅药;佐以黄柏泻火坚阴,清热燥湿;莲子心苦寒清心;丹参通心窍,清血热。如此则心火不亢于上,相火不旺于下;白术、茯苓健脾利湿,即程钟龄自谓:"导湿之中必兼理脾,盖土旺则能胜湿,且土坚凝则水自澄清。"再以少量石菖蒲化浊通窍,交通心肾,是为使药。诸药合用,其清利湿热、化浊分清之效更著。

八正散

【出处】　《太平惠民和剂局方》。

【组成】　萹蓄9 g,瞿麦9 g,车前子9 g,滑石9 g,生山栀6 g,熟大黄6 g,木通4.5 g,甘草梢3 g,灯心草1.5 g。

【用法】　水煎,分2次服。

【功效】　清热泻火,利尿通淋。

【主治】　湿热下注膀胱,症见小便淋沥不畅,或癃闭不通,溺时涩痛或刺痛,尿道灼热,尿色浑赤,小腹急满,口燥咽干,舌苔黄腻,脉滑数。

【方解】　本方为苦寒通利之剂。方中用瞿麦利水通淋,清热凉血,是为主药;辅以萹蓄、木通、车前、滑石等清热利湿,通淋利窍之品;佐以生栀子、熟大黄清热泻火,灯心草导热下行;使以甘草梢调和诸药,并能缓解尿道涩痛。故凡淋证属湿热者,均可用之,疗效较佳。

小蓟饮子

【出处】　《济生方》。

【组成】　小蓟15 g,生地15 g,滑石15 g,木通6 g,蒲黄9 g,藕节15 g,淡竹叶9 g,当归6 g,山栀9 g,甘草3 g。

【用法】　水煎,分2次服。

【功效】　清利湿热,凉血止血。

【主治】　湿热蕴结下焦,阴络损伤,症见小便淋涩不利,尿血,尿道热痛,并伴有口渴心烦,舌尖红,苔薄黄腻,脉滑数。

【方解】　本方是在导赤散的基础上增加凉血止血的药味而成。方中小蓟功能凉血止血,近代名医张锡纯谓其"性凉濡,善入血分,最清血分之热,凡咳血、吐血、衄血、二便下血之因热者,服者莫不立愈",故用为主药。辅以蒲黄、藕节凉血止血,并兼以消瘀;滑石、木通、淡竹叶清热利水通淋。再佐以当归活血化瘀,以使血止而不留瘀;生地、栀子清热养阴;甘草甘缓和中,调和诸药。诸药合用,凉血止血不留瘀,清热利湿而又养阴,故为治疗湿热所致的血尿等症的常用方剂。

辛苦香淡汤

【出处】 《湿温大论》。

【组成】 半夏 6 g,厚朴 4.5 g,枳实 4.5 g,黄连 1.5 g,黄芩 6 g,藿香 9 g,佩兰 9 g,滑石 12 g,薏苡仁 12 g。

【用法】 水煎,分 2 次服。

【功效】 芳香化浊,苦寒燥湿,淡渗利湿。主治湿温中期主方。

【方解】 方中半夏、厚朴、枳实辛开苦降以燥湿;黄连、黄芩苦寒以清湿热;藿香、佩兰气味芳香以化湿浊;滑石、薏苡仁功在渗利,寓"治湿不利小便非其治也"之意。诸药配伍,其奏清化渗利湿热之效。

第七章
湿热证临证病例

第一节　痹症

病例 1

董某,男,32 岁,因"指关节疼痛日久,屈伸不利"前来就诊。现指关节疼痛,屈伸不利头身困重,心烦,口苦,口渴不欲饮,不思饮食,大便干,小便量少色黄;舌红苔黄腻,脉弦滑数。综上所述,诊断为"痹症,湿热蕴结阻滞经络证",治疗应"祛风化湿,清热通络",故选用"薛氏四号方"加减进行治疗。

【组方】　地龙 10 g,威灵仙 10 g,秦艽 10 g,滑石 10 g,炒苍耳子 12 g,丝瓜络 10 g,海风藤 10 g,黄连 10 g,竹茹 10 g。

患者服药月余,关节疼痛大大缓解,其余症状几无,脉象缓和,嘱其停药,并嘱咐其戒烟、戒酒,忌辛辣油腻饮食。

【按语】《素问·痹论》中写道:"风寒湿三气杂至,合而为痹",该案患者主诉关节疼痛日久,屈伸不利。邪气阻滞关节经络,导致气血不得濡养温煦经脉,故关节疼痛,屈伸不利,又见脉象为弦滑数,滑为痰湿,数为热盛,弦为风,为气滞。故诊断为湿热痹症。湿热留滞中焦,影响脾胃运化,损伤津液,且津液无法上注濡养口唇故见不思饮食,口渴不欲饮;肝胆本司相火,中焦湿热不解,热盛于里少火成壮火,扰乱心身故见心烦,口苦。

阻滞中焦气机,使脾胃升降失常,淆乱清浊,故见头身困重。湿热之邪积聚肠道,故见二便异常。薛氏《湿热病篇》写道:"湿热证,三四日即口噤,四肢牵引拘急,甚则角弓反张,此湿热侵入经络脉隧中。宜鲜地龙、秦艽、威灵仙、滑石、苍耳子、丝瓜络、海风藤、酒炒黄连等味。"此条所述湿热兼杂风邪侵袭经脉而致病,与本案中病机相同,文中用秦艽、威灵仙、苍耳子祛风胜湿,地龙镇痉通络止痛,丝瓜络、海风藤舒筋通络止痛,滑石、黄连清热利湿,竹茹除烦止呕清热。诸药合用,共奏祛风化湿、清热通络之效。

病例2

杨某,女,55岁,因"手足关节疼痛日久"前来就诊。现手足关节疼痛,不能忍受。受冷后加重,关节肿胀,活动受限。食欲不佳,寐差多梦,口渴不欲饮,大便黏腻不爽;舌红苔厚腻略黄,脉滑数有力。综上所述,诊断为"痹症,湿热蕴结阻滞经络证",选用"薛氏四号方"加减进行治疗。

【组方】 地龙10 g,威灵仙30 g,秦艽10 g,滑石10 g,炒苍耳子12 g,丝瓜络15 g,海风藤20 g,黄连10 g,防己10 g,海桐皮10 g。

该患者服药7 d后前来复诊,自述其关节疼痛症状有所减轻,但仍疼痛剧烈,诊脉后觉其脉象变化不大,可遵上方治疗,随开原方,患者坚持服药数周后痊愈,嘱其停药,并嘱咐其饮食清淡,忌辛辣油腻之品。

【按语】 在《湿热病篇》:"湿热证,三四日即口噤,四肢牵引拘急,甚则角弓反张,此湿热侵入经络脉隧中。宜鲜地龙、秦艽、威灵仙、滑石、苍耳子、丝瓜络、海风藤、酒炒黄连等味",此方(薛氏四号方)对于湿热阻滞日久,侵袭经脉而导致的关节痛,屈伸不利,四肢麻木拘挛,手足冰冷,效果极佳。舌红苔厚腻,脉滑数,可见湿热之象,患者主诉关节疼痛不利,虽遇寒加重,盖因湿热痹阻阳气,阳气不得外达以温煦经脉而致。故以舌脉诊断为湿热痹。故用薛氏四号方以清利湿热,通经止痛。方中加入防己以增强清热利湿之功,加入海桐皮以增强其通经止痛、引药下行之效。

病例3

卢某,男,41岁,因"腰腿痛,局部关节红肿疼痛,痛及一个或多个关节,屈伸不利"前来就诊。现腰腿痛,局部关节红肿疼痛,痛及一个或多个关节,屈伸不利,平日喜饮酒,喜食肉,口渴,心烦,寐差,脘腹胀满,不欲饮食,小便短黄,夜尿频;舌红苔白,脉沉滑数。综上所述,诊断为"痹症,湿热蕴结阻滞经络证",治疗应"祛风化湿,清热通络",故选用"薛氏四号方"加减进行治疗。

【组方】　地龙 10 g,威灵仙 30 g,秦艽 10 g,滑石 10 g,炒苍耳子 12 g,丝瓜络 18 g,海风藤 10 g,黄连 10 g,防己 10 g,海桐皮 10 g。

该患者服药 7 d 后来复诊,自述其疼痛大减,余症皆有改善,脉诊后觉其脉象有所缓和,故遵原方治疗一周,一周后再来复诊,脉象缓和,嘱停药;并嘱咐其戒烟、戒酒,忌辛辣油腻饮食。

【按语】　该案患者舌红苔白,脉沉滑数,滑数主湿热,沉主里,湿热壅滞,气血内困,不得外达,故见沉脉。结合患者主诉关节红肿疼痛,屈伸不利,故可诊断为湿热痹。该患者平日喜嗜肥甘厚味,素体湿盛,日久化热,湿热互结,留滞中焦,侵袭经脉,阻滞气血,气血不得濡养关节,故可见关节疼痛,屈伸不利,不通则痛。气血不得濡养口唇故见口渴,湿热留滞脏腑故见脘腹胀满,不欲饮食。热扰心神故见心烦,寐差。侵袭下焦,膀胱气化失司,故可见小便短数,夜尿频。故用薛氏四号方以清利湿热,通经止痛。方中加入防己以增强清热利湿之功,加入海桐皮以增强其通经止痛、引药下行之效。

病例 4

张某,男,36 岁,因"关节疼痛难忍,屈伸不利"前来就诊。现关节疼痛,屈伸不利,夜间痛甚;平日喜饮酒,易口渴,心烦,寐差,胸闷痞满,不欲饮食;舌红苔黄腻,脉滑数有力。综上所述,诊断为"痹症,湿热蕴结阻滞经络",选用"薛氏四号方"加减治疗。

【组方】　地龙 10 g,威灵仙 30 g,秦艽 10 g,滑石 10 g,炒苍耳子 12 g,丝瓜络 30 g,海风藤 15 g,黄连 10 g,防己 10 g,海桐皮 10 g。

此患者连续服药月余,关节疼痛症状大大缓解,其余症状几无,脉象缓和,嘱停药。

【按语】　该案患者舌红苔黄腻,脉滑数有力,故按实证处理,湿热无疑。加之患者主诉为关节疼痛,屈伸不利,故可诊断为湿热痹。平日喜饮酒,素体湿盛,郁而化热,湿热互结留滞中焦,影响脾胃运化,故见胸满痞闷,不欲饮食。湿热侵入经络,阻遏气血,气血不得濡养关节,故关节疼痛,屈伸不利。热扰心神故心烦,寐差。湿热内蕴上蒸则舌红苔黄腻。用薛氏四号方以清利湿热,通经止痛。方中加入防己以增强清热利湿之功,加入海桐皮以增强其通经止痛、引药下行之效。

病例 5

梁某,男,35 岁,因"手关节疼痛日久,屈伸不利"前来就诊。现手关节疼痛日久,屈伸不利,严重时疼痛难忍,平日易口干,口渴,心烦,胸闷痞满,纳差,小便短黄;舌红苔黄,脉滑数。综上所述,诊断为"痹症,湿热蕴结阻滞经络",故选用"薛氏四号方"来治疗。

【组方】 地龙 10 g,威灵仙 30 g,秦艽 10 g,滑石 10 g,炒苍耳子 12 g,丝瓜络 15 g,海风藤 15 g,黄连 10 g。

该患者服药 7 d 后,前来复诊,自述其疼痛大减,关节活动度恢复,其余症状几无,脉象缓和,嘱停药;嘱咐其平日饮食生活禁忌,静养恢复即可。

【按语】 该案患者舌红苔黄,脉滑数并主诉手关节疼痛,屈伸不利,诊断为湿热痹。故用薛氏四号方原方以清利湿热,通经止痛,效果极佳。

病例 6

刘某,男,51 岁,因"关节疼痛日久,屈伸不利"前来就诊。现关节疼痛,屈伸不利,痛风病史 7 年。平日嗜酒,易口干,口苦,心烦,寐差,不欲饮食;舌红苔黄腻,脉数略滑,寸旺。综上所述,将其诊断为"痹证,湿热蕴结,阻滞经络证",选用"薛氏四号方"加减治疗。

【组方】 黄连 10 g,黄芩 10 g,白芍 24 g,地龙 10 g,威灵仙 10 g,秦艽 10 g,滑石 10 g,炒苍耳子 12 g,海风藤 10 g,防己 10 g。

该患者服药 7 d 后前来复诊,症状均大减,脉象滑数中见和缓之象,嘱遵原方 7 d 后停药。

【按语】 该案患者舌红苔黄腻,脉数略滑,加之关节疼痛,屈伸不利,故可诊断为湿热痹。寸旺说明上焦热盛,肝胆本同司相火,中焦湿热不解,热盛于裏,少火衍变为壮火。薛氏道:"火动则风生而筋挛脉急,风煽则火炽而识乱神迷。"故寐差,心烦甚。因此在薛氏四号方中加入黄芩以清上焦火,白芍以敛肝阴养血,防己以清热利湿。诸药合用,共奏其效。

病例 7

某某,女,69 岁,因自觉右上肢疼痛,影响睡眠前来就诊。现自觉右上肢疼痛,皮肤亦觉疼痛,自述其症状,前半夜轻,后半夜重,上午轻,下午重,推拿按摩治疗 3 d,疼痛未见减轻,且自觉后背沉重,所以找中医治疗;舌红苔黄腻,脉濡滑数。诊断为"痹证,湿热阻遏经络",故而用"薛氏四号方"进行治疗。

【组方】 地龙 10 g,威灵仙 15 g,秦艽 10 g,滑石 10 g,炒苍耳子 12 g,丝瓜络 20 g,海风藤 10 g,黄连 10 g,防己 10 g,海桐皮 15 g。

该患者服药半月余,症状、脉象皆大有好转,嘱其停药,注意饮食,戒酒及辛辣油腻之品。

【按语】 患者脉滑数,舌红苔黄腻,为湿热内盛之特征表现,故可知其内有湿热。湿为阴邪,其性重浊黏滞,易阻滞气机,影响气血运行。所以湿热蕴结体内,阻遏气血运行,气血痹阻不通则痛,因气血闭阻不通则不能濡养经络四肢,不荣则痛,因而患者自觉右上肢疼痛。综其所述,可诊断其为痹证,湿热阻滞经络。治疗应清热利湿,通痹止痛。用"薛氏四号方"治疗。方中以地龙为君,息风止痉,通络止痛;臣以秦艽、威灵仙祛湿通络、止痉止痛,黄连以清热燥湿,滑石清热利湿,令湿热从小便而走;佐以海风藤、丝瓜络、苍耳子清化湿热,宣通脉络。

病例 8

杨某,女,47 岁,因"关节疼痛,屈伸不利"前来就诊。该患者早年产后未仔细调养,于冬日用冷水洗孩子衣物,遗留产后全身关节疼痛,屈伸不利,天暖和则好转;现脉滑数,舌红苔白腻。将其诊断为"湿热痹症,湿热阻滞经络";治疗宜清热利湿,息风通络,临床选用"湿热论四号方"加减治疗。

【组方】 地龙 10 g,威灵仙 10 g,秦艽 10 g,滑石 10 g,炒苍耳子 12 g,丝瓜络 10 g,海风藤 30 g,黄连 10 g,防己 10 g,海桐皮 10 g。

服药 7 d 后前来复诊,症状有所缓解,后坚持服药 2 个月余,症状皆无,脉象趋于平稳,嘱停药,仍嘱患者少接触冰冷之物。

【按语】 《黄帝内经》云"风寒湿三气杂至,合而为痹也。其风气胜者为行痹,寒气胜者为痛痹,湿气胜者为着痹也。"治疗痹症,历代医家多从风寒湿入手,处方多为三附子汤,或桂枝芍药知母汤等方子,却不知湿热也可侵入经络脉隧而致痉。湿热之邪蕴阻于经隧,气血被遏,筋失阳气之温煦,亦失阴血之濡润,致筋脉拘急而为痉。正如此患者虽因冬日涉冷,但患者患病日久,几经迁延,体内湿热蕴结于经脉,且见脉滑数,舌红苔白腻,可用此方。

病例 9

叶某,男,44 岁,因"左手不知名原因疼痛 1 周,3 天前疼痛加重"前来就诊。该患者于 1 周前突然出现左手疼痛,关节处痛甚,近日加重,经朋友告知此处,前来就诊,现无其余不适。脉濡数略细弱,舌红苔黄腻。综上所述,可将其诊断为"湿热阻于经络证",因而临床选用"湿热论四号方"加减进行治疗。

【组方】 地龙 10 g,威灵仙 20 g,秦艽 10 g,滑石 10 g,炒苍耳子 12 g,丝瓜络 30 g,海风藤 30 g,黄芪 12 g,当归 15 g,防己 10 g。

该患者服药 7 d 后症状全无,嘱其停药。

【按语】 原书说此治湿邪挟风邪者。症状为口噤,四肢牵引拘急,甚则角弓反张,是湿热侵入经络为病。故原方不独渗湿,重用息风。一则风药能胜湿,一则风药能疏肝也。选用地龙、诸藤者,欲其宣通络脉耳。经络通,湿热去,则气血流通顺畅,症状消也。此患者脉濡数,舌红苔黄腻,湿热无疑,关节疼痛,定位到经络,故用四号方为主,但脉现细弱,细为血虚,弱为气虚,故又加当归补血,黄芪补气。

病例 10

某某,男,38 岁,因"走路沉重乏力,时有疼痛,持续 1 年"前来就诊。现走路沉重乏力,时有疼痛,近日突然自觉手腕疼如断;舌暗红苔黄腻,脉沉濡数。综上所述,可将其诊断为"痹证,湿热阻痹,肝肾不足",选用"薛氏四号方"加减进行治疗。

【组方】 杜仲 20 g,桑寄生 10 g,熟地 10 g,地龙 10 g,威灵仙 10 g,秦艽 10 g,炒苍耳子 12 g,丝瓜络 10 g,海风藤 10 g,黄芩 10 g,乳香 10 g,没药 10 g。

该患者服药 1 个月余症状大大减轻,又服药 2 个月余症状均无,嘱其停药,平时注意饮食。

【按语】 患者脉沉濡数,苔黄腻,故辨证为湿热内蕴,且其舌质暗红,则为血行不利,瘀血内停。方取薛氏四号方清利经脉中的湿热之邪,加入杜仲、桑寄生、熟地滋补肝肾之阴,加入黄芩增加清热燥湿之力,湿邪为患日久,郁而化热,有入营之弊,阻碍气血运行,故加入乳香、没药以活血化瘀。

第二节　感冒

一、阳湿伤表证

曹某,女,62 岁,因"低热数天"前来就诊。现低热,汗出,咳嗽,头晕头痛,关节痛,身体沉重,自述抗原阳性;舌红少苔,脉濡数。综上所述,诊断为"感冒,阳湿伤表证",选用"阳湿伤表方"加减进行治疗。

【组方】　荷叶 10 g,桔梗 10 g,通草 6 g,栀子 10 g,滑石 10 g,猪苓10 g,豆豉 10 g,茯苓 15 g,麦冬 10 g,生地 10 g,玄参 10 g。

该患者服药 7 d 后前来复诊,体温恢复正常,且余症皆无,脉象趋于缓和,嘱其停药,并嘱咐其近期清淡饮食。

【按语】　患者脉濡,可知体内有湿;"舌红少苔脉数"皆是热象。薛氏在湿热论中写道:"湿热证,恶寒发热,身重关节疼痛,湿在肌肉,不为汗解,宜滑石、大豆黄卷、茯苓皮、苍术皮、藿香叶、鲜荷叶、白通草、桔梗等味。不恶寒者,去苍术皮。"自注云:"此条外候与上条同,惟汗出独异,更加关节疼痛,乃湿邪初犯阳明之表。而即清胃之热者,不欲湿邪之郁热上蒸,而欲湿邪之淡渗下走耳。此乃阳湿伤表之候。"结合患者主诉关节疼痛,恶寒,汗出不解故可以诊断为阳湿伤表。阳湿伤表,即湿已有化热之势,与湿未化热之阴湿相对而言。故应在宣化湿邪同时,配合泄热之品。方中荷叶、豆豉、茯苓、猪苓、通草、荷叶渗湿泄热,不恶寒说明湿邪化热,故去苍术。加入栀子清热利湿,清泄三焦之热。麦冬、生地、玄参清热凉血,养气阴。诸药合用,共奏其功。

二、阴湿伤表证

病例 1

郭某,女,10 岁,现自觉怕冷,不出汗,头晕头痛,身体沉重。舌淡苔白腻,脉弦紧而濡。诊断为"感冒,阴湿伤表证",选用"阴湿表方"加减治疗。

【组方】 藿香 10 g,香薷 10 g,羌活 10 g,苍术 10 g,薄荷 10 g,荷叶 10 g,牛蒡子 12 g。

因考虑到该患者为儿童且第一次用中药治疗,故而开 3 剂,以水煎服,3 d 后回访,症状全无,停药。

【按语】 薛氏在《湿热论》中写道:"湿热之病,不独与伤寒不同,且与温病大异也。"明确地提出了外感初期,伤寒,温病,湿温乃三纲鼎立,故诊断时应认真分析。该案患者舌淡苔白腻,脉弦紧而濡并伴有头晕头痛,胸痞,身体沉重的表现。苔白腻,身重,脉濡是湿的表现,头身痛,脉紧是寒邪袭表的表现;湿邪伤表,卫阳郁闭,故见恶寒无汗;湿留着肌腠,阻滞气机故见身重头痛。故可诊断为阴湿伤表。故治应芳香辛散,宣化湿邪。用薛氏之阴湿伤表代表方(湿热论第三条),方中藿香、苍术、香薷芳香辛散以助羌活祛风胜湿,薄荷、牛蒡宣透卫表,荷叶清暑利湿,升发阳气。应注意方中羌活药性温燥,头不痛者应去之,防止助热化燥。且阴湿在表,应当汗出而解,但只宜微汗,不可大汗。

病例 2

苏某,男,38 岁,恶寒,头晕头痛,面热,咳则咽痛,身体沉重;舌红苔腻,脉紧濡略数。诊断为"感冒,阴湿伤表证",用"阴湿表方"加减治疗。

【组方】 藿香 10 g,香薷 10 g,羌活 10 g,苍术 10 g,荷叶 10 g,牛蒡子 12 g,射干 10 g,马勃 10 g,金银花 12 g,连翘 15 g。

该患者服药 7 d 后前来复诊,症状几无,脉象缓和,嘱停药。

【按语】 脉紧濡略数,舌红苔腻,脉紧主寒,脉濡,苔腻主湿,舌红脉略数主热。湿邪伤表,卫阳郁闭,故见恶寒无汗;湿留着肌腠,阻滞气机故见身重头痛。虽有热象,但未完全化热,故诊断为阴湿伤表。故用薛氏阴湿表方芳香辛散,宣化湿邪。方中加入射干、马勃以清肺利咽,加入金银花、连翘疏散风热。

第三节　咳嗽

一、暑温夹湿证

谢某,女,8岁,因咳嗽,鼻衄前来就诊。现咳嗽,鼻衄,头痛,身重,胸闷,不欲饮食,口中黏腻,午后身热;舌红苔黄腻,脉濡数。综上所述,诊断为"咳嗽,暑温夹湿证",且湿重于热,邪在气分,选用"三仁汤"加减治疗。7剂,日1剂,水煎服。

【组方】　杏仁10 g,厚朴10 g,滑石10 g,竹叶6 g,白豆蔻10 g,通草6 g,半夏12 g,浙贝母10 g,炒薏苡仁30 g。

此患者服药7 d后复诊,自述其流鼻血减少,服药期间未流鼻血,咳嗽等其余症状几乎没有。舌红苔白,脉弦细数稍濡,故遵原方7剂后,嘱停药,并嘱咐其近期清淡饮食忌辛辣油腻之品。

【按语】　脉濡,苔腻主湿,舌红苔黄脉数主热。湿气遏制卫阳,故头痛,湿性重浊,故身重疼痛。湿邪停滞中焦,影响脾胃运化,脾胃运化失司,气机升降失常故胸闷,不欲饮食,邪在气分,故口中黏腻。肺宣发肃降功能失常,故咳嗽。湿为阴邪,旺于申酉,邪正交争,故午后身热。湿郁而化热,热迫血行,故出血。因渴与不渴是区分湿是否化热的指征,是湿与热孰轻孰重的一个重要标志,故综上所述,故可诊断为暑温夹湿之湿重于热,邪在气分。故治应宣畅气机,清利湿热。重点更是宣中焦,降肺气。只有肺气肃降功能正常,水道得以通调,水液下降到达膀胱才能气化而出。通调水道,重点就在于降肺气。故用三仁汤,方中杏仁、薏苡仁降肺气且薏苡仁具有清热利湿的作用;白蔻仁芳香化浊,去中焦湿滞;半夏、厚朴除湿消痞,行气散满;通草、滑石、竹叶清利湿热;浙贝母止咳,降肺气。诸药合用,共奏清热利湿、宣畅湿浊之功。

二、湿热互结证

陈某,女,61岁,因"新冠"后咳血前来就诊。现咳血,左侧气管呛咳,胸脘痞闷,痰黄,烦躁,不欲饮食,口苦咽干,大便不爽;舌红苔微黄,脉滑数。故将其诊断为"咳嗽,湿热互结证",治疗应"清热利湿化痰,宣肺止咳",选用"小陷胸汤"滋阴化痰止咳之品。

【组方】 鱼腥草30 g,黄连10 g,半夏12 g,瓜蒌30 g,浙贝母10 g,桔梗10 g,芦根15 g,麦冬10 g。

该患者服药7 d后前来复诊,自述其症状几乎没有,脉象趋于缓和,续原方7 d,嘱其吃完自行停药。

【按语】 舌红苔微黄,脉数可见热之象,脉滑主湿。湿热互结于心下,扰乱心神,阻滞气机,故胸脘痞闷,咳嗽不止,烦躁,不欲饮食。热伤脉络,迫血妄行,灼伤阴津,故口苦咽干咳血。故用黄连清心热、除烦,瓜蒌化痰散结,半夏燥湿化痰、和胃止呕,鱼腥草清热解毒,桔梗宣肺利咽,芦根清热泻火、生津止渴、除烦止呕;清热化痰、解毒散结,麦冬清心除烦、润肺养阴。

三、湿热蕴结中焦证

张某,男,35岁,因"易汗怕冷"前来就诊。患者本有体虚畏寒,易汗怕冷,首阳后咳嗽气喘,身体更虚更畏寒,不耐寒热,鼻炎,易腹泻;舌暗苔黄,脉弦滑数,尺脉弱。综上所述,将其诊断为"咳嗽,湿热蕴结中焦证";选用"葛根芩连汤"加减进行治疗。

【组方】 葛根10 g,黄连10 g,黄芩10 g,炙甘草6 g,补骨脂10 g,益智仁10 g,车前子10 g,白头翁10 g。7剂,水煎服。

该患者服药7 d后诸症皆减,续原方7 d,服完后电话告知症状全无,痊愈。

【按语】 葛根芩连汤为常用经方,本方由葛根、黄芩、黄连、炙甘草四味药组成,见于《伤寒论》34条,原文为"太阳病,桂枝证,医反下之,利遂不止,脉促者,表未解也;喘而汗出者,葛根黄芩黄连汤主之"。患者感染新冠之后,咳嗽气喘,表证未解,邪陷阳明,症状更较前加重。此时表证未解,中焦湿热蒙扰,然此患者热重湿轻,里热上蒸于肺则作咳嗽气喘,外蒸肌表则汗出,湿热下陷,大肠传导失司,故稍有诱因则易腹泻下利,且大便臭秽难闻。观其脉证,舌暗苔黄,脉弦滑数,此湿热内蕴中焦,气机升降失调无误。本案患者虽有体虚畏寒,易汗怕冷之症,且尺脉弱,然不可见症即补,仍以湿热为主证,于葛根芩连汤中加入益智仁、补骨脂补骨入肾,补真阳以生土,先天与后天相接,腐水谷而化精微,则体虚畏寒亦可除。

四、湿热阻滞中焦证

张某,男,42 岁,因"胸闷,咳嗽有痰"前来就诊。该患者 2 d 前发热 39 ℃,自服退热药后,发热已退,现胸闷,咳嗽有痰,肾肿瘤切除术后,脉濡滑数,尺稍旺,舌淡苔可。故将其诊断为"湿热阻滞中焦证",治疗应化湿清热,因而选用"湿热论十号方"加减进行治疗。

【组方】　厚朴 10 g,草果 6 g,半夏 12 g,石菖蒲 15 g,郁金 10 g,滑石 10 g,炙甘草 6 g,白豆蔻 10 g,杏仁 10 g,枳壳 10 g,桔梗 10 g,藿香 10 g,佩兰 10 g,苍术 10 g。

患者服药 7 d 后症状大减,后加当归 15 g,白芍 12 g 7 d,7 d 后回访患者称已痊愈,症状皆无,停药。

【按语】　薛氏将《湿热论》分为正局和变局,究其本质,无外性质和部位之分,正局性质仍为湿热,但部位或有所迁移。而变局其性质有所改变,薛氏在第一条自注中云:"故是症最易耳聋干呕,发痉发厥。而提纲中不言及者,因以上诸症,皆湿热中兼见之变局,而非湿热病必见之正局也。"指出"耳聋""干呕""发痉""发厥"四症为变局。何为变局? 因三焦与肝胆,同司相火。湿热悉化壮火,同气相求,三焦相火亦暴起而相应,产生少阳三焦之变局,故薛氏曰:"湿热合,则身中少火悉化为壮火,而三焦相火,有不皆起而暴者哉。所以上下充斥,内外煎熬,最为酷烈。"内窜厥阴而痉厥,胆中相火亦暴起而应,致见耳聋干呕。《湿热论》第十条,仍为湿热正局,以湿为主,湿重热轻,阻滞中焦,病在中焦气分,浊邪上干则胸闷,胃液不升则口渴,病在中焦气分,故多开中焦气分之药。

五、痰热证

某某,男,59 岁,因"胸闷咳嗽咳痰月余"前来就诊。现胸闷咳嗽有痰,气短,夜寐不安,呕恶呃逆;舌红苔腻,脉滑数尺弱。综上所述,可将其诊断为"咳嗽,痰热证",故选用"温胆汤合贞元饮"加减进行治疗。

【组方】　黄芩 10 g,枳实 10 g,竹茹 10 g,陈皮 10 g,半夏 12 g,茯苓

20 g,炙甘草 6 g,熟地 30 g,当归 15 g,浙贝 10 g。

该患者服药 7 d 后症状大大减轻,脉象趋于平和,后又续原方 7 d 后嘱其停药。

【按语】 患者脉滑数,舌红苔黄腻,此为内有湿热蕴结之特征表现,痰热扰于胸膈则胸闷咳嗽,且其尺脉弱,故有肝肾亏虚;气短,痰热蕴胃则呕恶呃逆,故方取温胆汤,其以半夏为君,燥湿化痰,降逆止咳,陈皮、茯苓相伍,理气健脾,燥湿化痰;枳实、竹茹苦凉以降逆化痰,半夏辛温,以燥湿化痰,辛苦合用,则气机和畅,加入黄芩以增强清热之力,加入浙贝以化肺中之痰,因其尺脉弱,故合用贞元饮以补益肝肾之阴。

六、肺肾阴虚夹痰证

某某,男,48 岁,因"咳嗽数天,自服止咳药不效"前来就诊。现咳嗽呕恶,胸闷气短而喘,痰多黄稠;自觉腰酸腰软,乏力,活动后明显;舌红苔黄腻,脉滑数减。诊断为"喘证,肺肾阴虚夹痰证"。用"小陷胸汤合贞元饮"加减治疗。

【组方】 半夏 12 g,黄连 10 g,瓜蒌 18 g,熟地 30 g,陈皮 10 g,当归 15 g,炙甘草 6 g,茯苓 20 g。

该患者服药 7 剂后未来就诊,电话问其原因,说症状全无,痊愈。

【按语】 患者脉滑数,舌红苔黄腻,为痰热内盛之特征表现,故可知其内有痰热。痰为湿邪,其性重浊黏滞,易阻滞气机;痰热阻肺,气机不畅,则胸闷气短;肺失宣肃则咳嗽呕恶,气喘。脾为生痰之源,脾虚泽痰湿内蕴,故而咳嗽有痰,其脉减,腰酸腰软,乏力,则知其肺肾阴虚。故方选小陷胸汤以清热化痰,宽胸散结,合贞元饮以滋补肝肾阴血,加陈皮以理气健脾、燥湿化痰,加茯苓以加强健脾利湿之效。

七、痰热阻滞,清阳不升证

某某,女,42 岁,因"咽喉不利,清窍不利,咳嗽有痰"前来就诊。现咽喉不利,清窍不利,咳嗽有痰,小腿酸,可自行缓解,易过敏;舌红苔黄腻,脉沉滑数减。综上所述,可将其诊断为"咽痛,痰热阻滞清阳不升证",治宜"益气升清,化痰清热",故而临床选用"补中益气汤"加减进行治疗。

【组方】 黄芪 12 g,苍术 10 g,白术 10 g,陈皮 10 g,升麻 9 g,柴胡 9 g,泽泻 10 g,党参 10 g,浙贝 10 g,竹茹 20 g,黄芩 10 g,桔梗 10 g。

该患者服药 7 天后症状明显缓解,前来复诊,脉象趋于平和,开原方 7 d 以巩固疗效,喝完停药。

【按语】 患者脉沉滑数减,舌红苔黄腻,脉沉减则为气虚,滑数则为痰热,患者易于过敏,则其体质偏虚,故气虚为其主要矛盾,痰热为其次要矛盾,则方取补中益气汤加减,健脾益气升清,佐以浙贝、竹茹清化痰热,黄芩加强清热之力,桔梗宣肺利咽化痰,泽泻渗利体内之湿浊。

第四节 呕吐

肺胃不和证

张某,男,68 岁,因"新冠后不能进食,食入即吐"前来就诊。现不能食,食入即吐,素有慢性阻塞性肺疾病(简称慢阻肺),胸脘痞闷,口苦咽干,烦躁,头身困重,失眠不寐;舌红苔黄腻,脉沉数。综上所述,诊断为"呕吐,痰热互结于心下,肺胃不和证",故而临床选用"温胆汤合连苏饮"加减治疗。

【组方】 紫苏叶 30 g,芦根 20 g,陈皮 60 g,枳实 10 g,生姜 6 g,香薷 10 g,半夏 12 g,黄连 6 g,射干 10 g,竹茹 20 g。

该患者前后坚持服药月余,症状消失,脉象缓和,嘱停药。

【按语】 由于患者素有慢阻肺病史,舌红苔黄腻,脉数为痰热之象,脉沉主气机郁闭。患者主诉不能进食,食入即吐。故可诊断为肺胃不和,痰热互结之呕吐。胆内藏少阳春生之气,胆受邪扰而致胆气虚,则少阳春生之气虚,胆气不得升,相火内郁,郁而化热,产生虚热,热灼津伤故口干口苦咽干。少阳之气不升,影响脾胃运化功能,气机升降失常,产生痰饮,郁而化热。胃热移肺,肺不受邪,痰热结于心下,肺胃气机窒塞则烦躁,胸脘痞闷,不能进食物,食入即吐,失眠不寐,因夹湿邪故头身困重,故用温胆汤合连苏饮加减。方中黄连苦寒入心经清热燥湿,清心除烦;紫苏叶,宣肺解表,化湿行气止呕;半夏燥湿化痰,和胃止呕;竹茹清胆和胃,除烦;陈皮理气和中,燥湿化痰,枳实破气化痰,生姜止呕,射干消痰利咽,香薷化湿和中,芦根清热泻火,生津止渴,除烦止呕。

第五节 不寐

一、痰热互结证

王某,女,74岁,因"失眠多梦"前来就诊。现失眠多梦,心烦,胆怯易惊,精神不振,不欲饮食,呃逆,胸满痞闷,大便黏腻;舌红苔腻微黄,脉弦滑有力。综上所述,诊断为"不寐,痰热互结证",临床选用"温胆汤合小陷胸汤"加减治疗。

【组方】 黄连 10 g,枳实 10 g,竹茹 20 g,陈皮 10 g,茯苓 20 g,半夏12 g,瓜蒌 10 g,浙贝母 10 g。

该患者服药数周,失眠症状大大缓解,其余诸症状几无,脉象缓和,嘱停药。

【按语】 此患者主诉失眠,脉象沉取有力,可判断为实证,舌红苔腻微黄,脉弦滑有力均为痰热内扰之象。故可诊断为痰气互结证,胆为清净之府,喜静谧而恶烦扰,李东垣在《脾胃论》中谈道:"胆者,少阳春生之气,春气升则万化安。"胆内藏少阳春生之气,胆气虚,则少阳春生之气虚,胆气不得升,相火内郁,郁而化热,产生虚热,肝胆相表里,受其影响魂不守舍,少阳之气不升,影响脾胃运化功能,产生痰饮,郁而化热。痰热结于心下则心烦,呃逆,不欲饮食,失眠多梦,胸满痞闷;胆受邪扰则胆怯易惊。故用温胆汤和小陷胸汤加减。方中半夏燥湿化痰,和胃止呕;竹茹清胆和胃,除烦;陈皮理气和中,燥湿化痰,枳实破气化痰,茯苓健脾利湿,黄连清心热,瓜蒌化痰散结。诸药合用,共奏清热化痰、行气和胃清胆之功。

二、痰热内扰心神证

某某,女,67岁,自"新冠感染后夜不能寐"前来就诊。既往高血压病史,就诊时测血压 179/90 mmHg,其脉滑数有力,舌红苔黄腻。诊断为"不寐,痰热内扰心神证",用"黄连温胆汤"加减进行治疗。

【组方】　黄连 10 g,枳实 10 g,半夏 12 g,竹茹 18 g,茯苓 20 g,陈皮 10 g,炙甘草 6 g,瓜蒌 18 g。

该患者服药 7 d 后再来复诊,症状、脉象皆大有好转,原方 7 d 以巩固其疗效。

【按语】　患者脉滑数,舌红苔黄腻,为痰热内盛之特征表现,故可知其内有痰热。痰为体内水液运行不畅,聚集凝练而成,其性重浊黏滞,易阻滞气机;热为阳邪,其性炎上,易伤津动血,易扰心神。故因热扰心神则夜不得寐,痰阻于脉则气血流行不畅而见血压增高。治宜清化痰热,宁心安神,故以黄连温胆汤治之,方中以苦寒之黄连为君,寒以清热,苦以燥湿;陈皮、茯苓相伍,共奏理气健脾、燥湿化痰之效;枳实、竹茹偏凉以降逆化痰,半夏偏温,以燥湿化痰,温凉并进,使全方平和;最后加瓜蒌以清热化痰,利胸膈之气。

三、痰热留膈证

某某,女,44 岁,因"夜寐不安,心烦,咳嗽,咳痰"前来就诊。现夜寐不安,心烦,咳痰,寐差梦多,身疲乏;舌红苔黄腻,脉滑数。综上所述,可将其诊断为"不寐,痰热留膈证",临床选用"黄连温胆汤"加减进行治疗。

【组方】　黄连 10 g,枳实 10 g,竹茹 20 g,茯苓 20 g,陈皮 10 g,半夏 12 g,炙甘草 6 g,瓜蒌 30 g。

该患者服药 7 d 后咳嗽咳痰症状消失,夜寐不安有所缓解,脉象趋于平和,原方稍作加减开 7 d 继续服用,服药 3 d 后患者微信回复说睡眠质量好转明显,嘱咐其喝完药后自行停药。

【按语】　患者舌红苔黄腻,脉滑数而有力,可知其病性为痰热,因其寐差且咳痰,故其病位在上焦心肺,辨证胃痰热留膈,故方取黄连温胆汤,以黄连为君,苦寒以清热燥湿;陈皮、茯苓相伍,理气健脾,燥湿化痰;枳实、竹茹偏凉以降逆化痰,半夏偏温,以燥湿化痰,温凉并进,使全方平和,加入炙甘草以和中益气,并加入瓜蒌以加强清热涤痰之效。

四、痰热扰神证

某某,女,50 岁,因"胸痛,咳吐黄稠痰"前来就诊。现胸闷胸痛,咳痰黄稠,心烦,夜寐不安,胃脘不适;舌红苔黄腻,脉滑数。综上所述,将其诊断为"不寐,痰热扰神证",临床选用"黄连温胆汤"加减进行治疗。

【组方】 黄连 10 g,半夏 12 g,瓜蒌 30 g,浙贝 10 g,竹茹 20 g,茯苓 15 g,陈皮 10 g。

该患者服药月余,症状缓解,脉象趋于平和,停药。

【按语】 患者舌红苔黄腻,脉滑数,故知其病性为痰热,咳痰、心烦且胃脘不适,故知其病位在中上焦,方取黄连温胆汤加减,清热化痰,除烦止咳,其中黄连苦寒清热燥湿降逆,竹茹降气化痰,陈皮理气化痰止咳,半夏燥湿化痰,降逆止咳,茯苓可将痰湿之邪下渗,加入瓜蒌、浙贝以加强清利胸膈之痰热的功效。

五、痰热阻滞证

张某,男,30 岁,因"不寐,入睡困难,易醒,醒后难以入睡"前来就诊。患者今年参加单位组织体检,体检结果显示谷丙转氨酶 38 U/L,甘油三酯高,现不寐,入睡困难,易醒,醒后难以入眠,头项强痛,时腹泻。脉弦滑数,舌红苔黄腻。综上所述,将其诊断为"胆胃不和,痰热阻滞证";故在治疗中应遵守清胆和胃,化痰的原则;因而临床选用"黄连温胆汤合小陷胸汤"加减进行治疗。

【组方】 黄连 10 g,半夏 12 g,炒神曲 10 g,苍术 10 g,茯苓 20 g,陈皮 10 g,瓜蒌 30 g,枳实 10 g,竹茹 20 g。

该患者服药 7 d 后痊愈。

【按语】 黄连温胆汤出自《六因条辨》,乃温胆汤去大枣、加黄连而成,进一步加强了清胆的作用,理气化痰,清胆和胃,主治胆胃不和,痰热内扰证。本案患者苦于难以入眠。胆为中正之官,性喜宁静而恶烦扰,受扰则影响睡眠。但与肝胃也有密切关系,胃不和易生痰,肝气郁久化热,均扰胆腑。

六、痰热扰心,痰瘀阻滞证

籍某,女,60 岁,因"夜寐差,心烦,胃脘不适"前来就诊。现夜寐差,入睡困难,心烦,胃脘不适,左沉减,寸稍旺,右寸旺,关尺滑滞,苔黄腻。综上所述,可知其为"痰热扰心,痰瘀阻滞证";治疗应遵循清热祛痰,活血化瘀的治疗原则,临床选用"半夏泻心汤合丹参饮"加减进行治疗。

【组方】　半夏 12 g,黄连 10 g,黄芩 10 g,干姜 6 g,炙甘草 6 g,大枣 10 g,党参 10 g,砂仁 6 g,丹参 10 g,檀香 10 g。

服药半月后前来复诊,血糖稍高,睡眠大好,其余无不适;脉弦滑数,苔腻略黄。将其诊断为湿热扰胆证,治疗应遵循清热利湿的原则,故而改用黄连温胆汤加减进行治疗,服药月余,症状全无,嘱停药。

【组方】　黄连 10 g,枳实 10 g,竹茹 20 g,茯苓 15 g,陈皮 10 g,半夏 12 g,茵陈 10 g,泽泻 10 g。

【按语】　胃不和则卧不安,关尺滑滞,胃脘不适,苔黄腻,中焦痰热阻滞,上下不通,则出现种种症状,故用辛开苦降之半夏泻心汤,调理上下,略显滞涩,合丹参饮行气活血。二诊症状大减证明之前思路无误,脉象变为弦滑,清热利湿即可,用黄连温胆汤分消上下,如此可以。三次电话告知症状基本消失,嘱咐以竹茹煮水,每日 10 g 即可。

七、湿热郁于胸膈胆证

李某,男,35 岁,因"夜寐差,睡眠浅 3 个月"前来就诊。现该患者夜寐差,睡眠浅,易腹泻,酒后心情低落;脉弦数、寸旺,舌红苔腻。综上所述,可将其诊断为"湿热郁于胸膈胆证",治疗上应遵循清热利湿的原则,故而临床选用"枳实栀子豉汤合小陷胸汤"以《湿热论》二十七条加减进行治疗。

【组方】　栀子 10 g,枳实 10 g,淡豆豉 10 g,黄连 10 g,清半夏 12 g,白芍 12 g,炒酸枣仁 10 g,郁李仁 10 g。

患者服药 7 d 后,症状缓解,因外地出差携带不方便而自行停药。

【按语】　脉寸旺,舌红苔腻,上焦有湿热,症状表现为寐差眠浅,故用枳实栀子豉汤合小陷胸汤加减治疗清热祛湿,同时又不郁滞气机。酒后心情低落,脉弦,故又定位到胆,《湿热论》第二十七条:湿热证,按法治之,诸症皆退,惟目瞑则惊悸梦惕,馀邪内留,胆气不舒。宜酒浸郁李仁、姜汁炒枣仁、猪胆皮等味。(滑可去着,郁李仁性最滑脱,古人治惊后肝系滞而不下。始终目不瞑者,用之以下肝系而去滞。此湿热之邪,留于胆中。胆为清净之府,藏而不泻,是以病去,而内留之邪不去。寐则阳气行阴,胆热内扰,肝魂不宁,故用郁李仁以泄邪。必用酒浸者,酒入于胃,先走于胆也。枣仁之酸,入肝安神,而制以姜汁,安神而能散邪也。用药至此,乃谓善于驱遣者。)此处亦是此意。

八、湿热阻滞证

李某,男,60岁,因"夜寐差,腰疼"前来就诊。该患者因食管癌放化疗1年,现夜寐差,腰疼,舌淡苔白滑,脉濡滑。综上所述,可将其诊断为"湿热阻滞证",治疗应化浊清热;因而选用"菖蒲郁金汤"加减进行治疗。

【组方】 石菖蒲10 g,郁金10 g,栀子10 g,连翘15 g,通草6 g,竹叶6 g,灯心草10 g,牡丹皮10 g,白豆蔻10 g。

该患者服药7 d后前来复诊,原方加当归15 g,白芍12 g,再服药7 d后改为柴胡桂枝干姜汤加减进行治疗。患者坚持服药半年余,症皆大减,嘱停药,入秋再调。

【按语】 考之"食管癌"一病,患者多食咽难下,梗阻胸中,或食入复吐,涌吐痰涎,呃逆不止,其症似中医所言之"噎膈"。西医皆施以手术将病变部位切除,辅以放、化疗以期病不扩散;中医亦将其列入"风、痨、臌、膈"四大难治之证之中,预后多不善。其病因主痰气、瘀血、津亏、阳微者皆有之,辨证以处方药。该患者虽为食管癌术后,但症状不甚严重,主调理身体。患者夜寐不安,辗转反侧,难以入眠,乃心神为热痰所扰,方中石菖蒲辛温芳香化痰湿,开心窍;郁金辛寒,行气开郁,二药配伍,相辅相成,共奏行气化痰、芳香开窍之功;连翘清泄湿中蕴热;牡丹皮凉营清热;竹叶、通草、灯心草清利湿热,诸药配伍芳化痰湿,清利湿热,共成化湿清热、芳香开窍之剂。

第六节 头痛

一、暑温夹湿证

沙某,男,44岁,因"胸闷"前来就诊。现头身困重,胸闷,不欲饮食,口中黏腻,午后身热,口不渴;舌红苔腻偏黄,脉濡数。综上所述,将其诊断为"头痛,暑温夹湿证",并可知其湿重于热,邪在气分,选用"三仁汤"加减进行治疗。

【组方】　杏仁10 g,薏苡仁30 g,通草6 g,半夏12 g,白豆蔻10 g,厚朴10 g,滑石10 g,竹叶6 g。

该患者服药7 d后来复诊,脉象和缓,余症皆无,嘱停药。

【按语】　脉濡,苔腻主湿,舌红苔黄脉数主热。湿气遏制卫阳,故头痛,湿性重浊,故身重疼痛。湿邪停滞中焦,影响脾胃运化,脾胃运化失司,气机升降失常故胸闷,不欲饮食,邪在气分,故口中黏腻。湿为阴邪,旺于申酉,邪正交争,故午后身热。因渴与不渴是区分湿是否化热的指征,是湿与热孰轻孰重的一个重要标志,故综上所述,可诊断为暑温夹湿之湿重于热,邪在气分。故治应用三仁汤宣畅气机,清利湿热,重点更是宣中焦,降肺气。只有肺气肃降功能正常,水道得以通调,水液下降到达膀胱才能气化而出。通调水道,重点就在于降肺气。方中杏仁、薏苡仁降肺气且薏苡仁具有清热利湿的作用;白蔻仁芳香化浊,去中焦湿滞;半夏、厚朴除湿消痞,行气散满;通草、滑石、竹叶清利湿热;诸药合用,共奏清热利湿、宣畅湿浊之功,全方药性平和,无温燥辛散太过之弊,有宣上畅中渗下,上下分消之功。使气畅湿行,湿解热清,脾胃运化功能恢复,三焦通畅,诸症自除,为湿温,湿重热轻之良方。

二、痰湿中阻证

某某,女,44岁,因"头晕3天"前来就诊。现自觉头昏沉,不清利,胸闷咳嗽,有痰,胃脘不适,纳差;舌淡苔白腻,脉濡。综上所述,诊断为"眩晕、胃痞;痰湿中阻证",选用"五叶芦根汤"加减进行治疗。

【组方】　枇杷叶10 g,葶苈子10 g,藿香叶10 g,佩兰叶10 g,薄荷6 g,荷叶10 g,冬瓜仁30 g。

该患者服药7 d后痊愈。

【按语】　患者舌淡苔白腻,脉濡为湿盛,痰湿中阻,清阳不升,故自觉眩晕,头脑不清利,湿阻中脘,胃气升降失常,故脘痞、纳差。方取五叶芦根汤为用,五叶辛散芳香,轻扬为君,宣上焦以疏中气,宣化水湿,加入葶苈子以降气止咳,冬瓜仁润肺止咳、清热利湿。

三、痰热内蕴证

某某,男,46岁,因"头晕目眩,心烦易怒"前来就诊。现头晕目眩,心烦易怒,胸胁满闷,恶心呕吐,口苦咽干;舌红苔黄腻,脉滑数。根据其临床表现可将其诊断为"眩晕,痰热内蕴证",临床选用"黄连温胆汤"加减进行治疗。

【组方】 半夏12 g,黄连10 g,黄芩10 g,枳实10 g,竹茹20 g,茵陈10 g,生五味子10 g,白芍12 g,茯苓30 g。

该患者服药7 d后症状缓解,脉象平和,停药。

【按语】 患者脉滑数,舌红苔黄腻,辨证为痰热内蕴。痰热上扰,则其自觉头晕目眩,心烦易怒,痰热扰于胸膈,则胸胁满闷不适,影响胆汁分泌则口苦,热伤津液则咽干。方取黄连温胆汤加减,加入茵陈以清利肝胆湿热,白芍以养阴柔肝,五味子以酸收敛阴养肝。黄芩、黄连相伍以加强清热燥湿之力。

第七节　心悸

一、痰热内蕴兼肝肾亏虚证

某某,女,58岁,因"偶尔心慌"前来就诊。现心慌,咳嗽,说话或触冒异味则咳嗽加重,有痰,口腔溃疡,自觉后背心疼痛;脉沉濡滑数减;舌可。诊断为"心悸,痰热内蕴兼肝肾亏虚证",用"小陷胸汤合贞元饮"加减进行治疗。

【组方】 黄连10 g,半夏12 g,瓜蒌30 g,鱼腥草15 g,浙贝10 g,熟地30 g,当归15 g,炙甘草6 g。

该患者服药7 d后再来复诊,症状、脉象皆大有好转,原方7 d以巩固其疗效。

【按语】 患者脉滑数,为内有蕴热之征象,脉濡,可之其宿有湿盛,脉沉减则可之其肝肾之阴不足,故知该患者既有本虚又有标实,需标本兼治,扶正祛邪。因痰热阻遏胸中气机,不通则痛,故患者自觉后背心痛。心肺同居上焦,痰热内扰而影响心肺正常生理功能,则可见心慌、咳嗽。故方取小陷胸汤清化痰热,宽胸散结,加鱼腥草、浙贝母加强清热化痰之功以治标,合贞元饮补益肝肾精血以治本。

二、痰热内扰证

某某,女,70 岁,因"自觉心中悸动不安,憋闷不适"前来就诊。现患者自觉心悸,胸闷,心烦,气短,乏力,易自汗出,夜寐不安,梦多。脉沉滑数,寸脉旺。故而诊断为"心悸,痰热内扰证"。用"黄连温胆汤"加减进行治疗。

【组方】　煅牡蛎 30 g,黄连 10 g,枳实 10 g,竹茹 20 g,陈皮 10 g,半夏 12 g,茯苓 20 g,瓜蒌 30 g,薤白 12 g。

该患者服药 7 d 后前来复诊,心悸,胸闷等症状有所缓解,上方加减治疗月余,症状均无,脉象趋于平和,嘱其停药。

【按语】　患者脉滑数,为痰热之特征表现,脉沉可知其病位在里,故可知此患者为痰热内蕴。痰热阻于胸膈,气机不通,气血运行不畅,不通则痛,则见心悸胸闷等症状,痰热内盛,易扰乱心神则见心烦、夜寐不安、梦多。故方取黄连温胆汤,清热化痰安神,加入煅牡蛎以收敛心神,敛汗固涩,瓜蒌、薤白相配伍,一降一散,共畅胸中之气,奏通阳散结、行气祛痰之效,以宽胸利膈,涤痰宣痹通阳。

三、痰浊闭阻心包证

王某,男,74 岁,因夜间 9 点左右气短,汗出,饥则心慌前来就诊,现脉滑数,苔黄腻。故将其诊断为"痰浊闭阻心包证"。选用小陷胸汤加减治疗。

【组方】　黄连 10 g,半夏 12 g,瓜蒌 10 g,薤白 12 g,枳实 10 g,浙贝 10 g,杏仁 10 g。

该患者服药 7 d 后回访,自叙其气短心慌减少,汗出如故,服药第三天夜间排尿多,加桂枝 12 g 继续服药,再次来诊,自述其症状如故,腰酸疼,脉象滑尺脉弱,苔腻;故而去黄连、浙贝、杏仁,加熟地 10 g,当归 15 g,炙甘草 6 g,桑寄生 30 g 补肾填精,服药 7 d 后再次复诊,自述其今日晨起心悸,心率

140 次/min,血压 140/80 mmHg,且近日头晕出汗频作,因此去熟地、当归、炙甘草、桑寄生,加黄连 10 g,竹茹 20 g,生龙骨 30 g,生牡蛎 30 g,五味子 6 g;再次服药 7 d 后复诊,心慌,脉沉滑,舌红苔稍腻;去黄连、五味子,加炒紫苏子 10 g 7 d,水煎服,7 d 后未见患者前来复诊,打电话告知症状已消,停药。

【按语】 从症状上看气短,汗出,饿则心慌,偏于虚一些,但脉象沉取有力,以实证论,滑数苔黄腻,痰热。心慌,气短,汗出与心有关,定位到心,故诊断为痰热阻滞心包,故用瓜蒌薤白半夏汤合小陷胸汤清热祛痰宽胸,加杏仁、枳实行气,浙贝化痰。故二诊时排尿增多,气短减轻,此邪气渐去,阻滞减轻,气机得畅,三诊尺脉弱,故假入补肾之品,四诊出现脱症,故加收敛固涩之品,五诊仅有偶尔心悸,脉沉滑,故以枳实薤白桂枝汤为主化痰开胸行气,加龙骨牡蛎固涩,炒紫苏子祛痰。此医案须考虑痰湿之邪兼有肾虚时该如何用药,配比。

第八节　痒疮便血

肝胆湿热证

某某,女,36 岁,因"新冠后身上皮肤瘙痒,加重 1 周"前来就诊。患者素有痒疮,现全身瘙痒难耐,便血;舌淡胖边有齿痕,苔白腻,脉弦濡数。综上所述,可将其诊断为"便血,肝胆湿热证",选用"白头翁汤"加减进行治疗。

【组方】 白头翁 20 g,黄连 10 g,黄柏 10 g,秦皮 10 g,黄芩 10 g,白芍 12 g,地榆 10 g,槐花 10 g。

该患者服药 1 个月余,身上症状明显减轻,后服药半月症状全无后停药,嘱咐其平日戒酒戒辛辣油炸食物。

【按语】 脉弦濡数,为肝胆有湿热,舌淡胖边有齿痕为体内湿盛。肝气疏泄过盛,其藏血功能减弱,可见便血,方选白头翁汤,其中白头翁苦寒为君,清热解毒,凉血止痢。黄连泻火解毒,燥湿厚肠;黄柏清下焦湿热,二者助君药清热解毒、燥湿止痢而为臣。秦皮"苦寒性涩",清热解毒而兼以收涩止痢,用为佐使。加用芍药以养血和营、缓急止痛,地榆、槐花苦寒,善清大肠湿热,凉血止血。

第九节 胸痹

一、痰热壅肺证

病例 1

某某,女,68 岁,因"胸闷"前来就诊。现胸闷,按之疼痛,咳嗽有痰,咯痰黄稠,口干;舌红苔黄腻,脉滑数尺弱。综上所述,可将其诊断为"胸痹,痰热壅肺证",选用"小陷胸汤"加减进行治疗。

【组方】 半夏 12 g,瓜蒌 30 g,黄连 10 g,白芍 24 g,熟地 30 g,当归 10 g,生地 10 g。

该患者服药 7 d 后胸闷等症状减轻随后前来复诊,脉象稍有减轻,随后原方继续服用,服药月余,症状均无,嘱停药。

【按语】 患者舌红苔黄腻,脉滑数,此为痰热内壅,尺脉较弱,则为肝肾亏虚。热邪壅肺,气机逆乱,则见胸闷咳嗽,炼液为痰,故咳痰黄稠,故方取小陷胸汤清热祛痰,宽胸散结。且其尺脉弱,口干,故加熟地、当归、白芍、生地以滋阴润燥。

病例 2

某某,女,65 岁,因"胸闷干咳,咽痛"前来就诊。现胸闷干咳,咽痛而不清利;舌红苔黄腻,脉滑数。根据其临床表现,将其诊断为"胸痹,痰热壅肺证",治宜"清热化痰,通络祛风",故而临床选用"黄连温胆汤"加减进行治疗。

【组方】 黄连 10 g,枳实 10 g,竹茹 20 g,陈皮 10 g,半夏 12 g,茯苓 20 g,蝉衣 7 g,射干 10 g。

该患者服药 7 d 后症状缓解,脉象平和,停药。

【按语】 患者脉滑数,苔黄腻,为痰热内阻,痰热阻于胸膈则见胸闷,气机上逆而见干咳,热郁咽喉则咽痛而不利,故方取黄连温胆汤加减,清热化痰,宽利胸膈,加入蝉衣、射干以清利咽喉,止咳逆上气,止咽喉痹痛。

二、痰瘀互结证

某某,男,38 岁,因"胸痛、胸闷、咳嗽、气喘,服西药治疗后效果不明显"前来就诊。现胸闷胸痛咳嗽,痰多而喘,时有太息;舌暗苔腻,脉滑数。综上所述,可将其诊断为"胸痹,痰瘀互结证",所以选用"瓜蒌薤白桂枝汤"加减进行治疗。

【组方】 瓜蒌 60 g,薤白 12 g,枳实 10 g,半夏 12 g,桂枝 12 g。

该患者服药 7 d 后症状改善明显,脉象趋于平和但有些许滑数之像,舌可,又以原方 7 d,7 d 后回访,患者自述症状皆无,无其他不适,嘱停药,注意饮食。

【按语】 脉滑数,苔腻为内有痰热,舌暗则提示体内有瘀血,故辨证为痰瘀互结,痰瘀互结则心胸闷痛,咳喘痰多,方取瓜蒌薤白桂枝汤治疗,半夏、厚朴开痞散结,下气除满,桂枝上以宣通心胸之阳,下以温化中下二焦之阴气,既通阳又降逆。降逆则阴寒之气不致上逆,通阳则阴寒之气不致内结。瓜蒌苦寒润滑,开胸涤痰;薤白辛温通阳,开散结气。

三、湿热阻滞证

患者尹某,女,26 岁,因胸闷气短 1 个月前来就诊。现胸闷气短,身沉重,大便黏腻不爽。脉濡滑略数,苔腻略黄。综上所述,可将其诊断为"湿热阻滞证",治疗应遵循清热利湿的原则,临床选用"三仁汤"加减进行治疗。

【组方】 杏仁 10 g,厚朴 10 g,淡竹叶 6 g,薏苡仁 30 g,通草 6 g,清半夏 12 g,滑石 10 g,豆蔻 10 g。

该患者服药 7 d 后前来复诊,告知症状,全消。无其他不适,且脉象濡缓,嘱咐其每日饮一杯生姜水即可。

【按语】《湿热论》云:湿热属阳明、太阴者居多。太阴之表四肢也,阳明之表肌肉也,胸中也。故胸痹为湿热证必有之症。此确为临床之言,湿热患者多见胸部症状,此患者亦是。湿重热轻,气机阻滞,故三仁汤治疗,行气利湿清热。

第十节　颤症

一、痰热阻络证

某某,男,48岁,因"胸闷、咳嗽、痰多"前来就诊。现胸闷、咳嗽、痰多,手颤头摇;舌暗裂苔白,脉弦滑数。根据以上症状可将其诊断为"颤症,痰热阻络证",临床选用"黄连温胆汤"加减进行治疗。

【组方】　黄连10 g,枳实10 g,竹茹15 g,陈皮10 g,半夏12 g,茯苓20 g,炙甘草6 g,茵陈10 g。

该患者服药半月后症状大减,因其工作原因未前来复诊,回访并嘱咐其注意饮食习惯,忌酒,忌辛辣油腻之品。

【按语】　脉弦数为肝热,滑数为痰热,故知痰热扰肝,肝中有热,阳气过亢,故见手颤头摇。内有痰热,则见胸闷咳嗽,痰多。故方取黄连温胆汤加减,方中黄连清热燥湿,半夏降逆和胃,燥湿化痰;枳实行气消痰;竹茹清热化痰,止呕除烦;陈皮理气燥湿化痰;茯苓健脾渗湿消痰;黄连清热燥湿,泻火解毒;甘草益脾和胃,以绝生痰之源,并加入茵陈以加强清利湿热之效。

二、湿热阻络证

某某,男,43岁,因"双腿无力,嗜卧"前来就诊。该患者因平素嗜酒,而导致肝肾损伤。现双腿无力,嗜卧,目干,夜不得寐,手颤身摇,心悸;舌暗红苔白腻,脉沉涩濡数。综上所述,可将其诊断为"颤症,湿热阻络证",临床选用"栀子柏皮汤合苓桂术甘汤"加减进行治疗。

【组方】　栀子30 g,黄柏10 g,茵陈30 g,泽泻10 g,决明子20 g,茯苓15 g,桂枝12 g,青蒿30 g,白术10 g,猪苓10 g。

该患者坚持服药数周后症状缓解,嘱停药,并嘱其戒酒,定期进行肝肾功能检查。

【按语】　脉沉涩,且舌苔黄腻,此为湿热阻遏气血,气血不能相继而见涩象,濡为湿,数为热,故内有湿热,且其舌质暗红,有瘀血内停,故其辨证为湿热过盛,瘀血内停。患者平素嗜酒,酒毒内蕴,阻遏气血运行,气血不能达到四肢,故双腿无力、嗜卧,热扰心神,故夜寐不安、心悸,周身筋脉失于濡养,故可见上肢颤动,身体振摇。方取栀子柏皮汤清利湿热,苓桂术甘汤温脾利湿,加入茵陈、猪苓、泽泻利湿清热,决明子清肝明目,青蒿清热退黄。

第十一节 痛风

一、湿热浸淫经络证

某某,男,43岁,因"左膝疼痛,酒后加重"前来就诊。现左膝疼痛,饮酒后加重,烦躁易怒;舌红苔薄腻,脉濡滑数。综上所述,可将其诊断为"痛风,湿热浸淫经络证",临床选用"薛氏四号方"加减治疗。

【组方】 地龙10 g,威灵仙30 g,秦艽10 g,滑石10 g,炒苍耳子12 g,丝瓜络15 g,海风藤15 g,黄连12 g。

该患者服药7 d后症状缓解,几乎没有疼痛,再开原方7 d以巩固疗效,并嘱咐其戒酒,平素禁食油腻辛辣及高嘌呤的食物。

【按语】 脉濡滑数,濡为湿盛,滑数为内有热,故证属湿热内蕴,患者肢节疼痛乃湿热阻于经络所致,不通则痛。酒为湿热之品,故饮酒后,湿热之邪加重,肢体疼痛加重。故方取薛氏四号方,清热利湿,疏通经络。

二、湿热阻滞经络证

黄某,男,37岁,因"痛风"前来就诊。该患者痛风多年,手上多个痛风石,双膝疼痛,饮食稍不注意或熬夜,第二天疼痛必然加重。脉弦滑数,舌红苔腻。综上所述,将其诊断为"痛风,湿热阻滞经络证";治疗应清热利湿,舒筋活络,临床选用"湿热论四号方"加减进行治疗。

【组方】 地龙10 g,威灵仙30 g,秦艽10 g,滑石10 g,炒苍耳子12 g,丝瓜络10 g,海风藤10 g,防己10 g,黄连10 g,海桐皮10 g。

患者连续服药3月余,疼痛大减,因需外出患者停药。后回访患者回复疼痛几未发作。

【按语】　本方以酒炒黄连为君药。黄连味苦性寒,善清中焦脾胃湿热,酒炒黄连不仅可以增强其宣通脉络之力,同时可以防其苦寒冰伏气机。地龙、威灵仙、秦艽三药兼具疏通脉络、清热息风之功效,共为臣药。其中,地龙咸寒,善行走窜,既可通经活络,又可清热息风。另外,地龙尚有清热利尿之功,可加强黄连清热利湿之功。威灵仙辛咸,具有通经活络之功效,《药品化义》言:"灵仙,性猛急,盖走而不守,宣通十二经络",可作为诸药之先导,畅行周身。秦艽为风中润药,具有通经活络、养血舒筋之功效,加辛平之防己,入十二经,尤善腰以下至足湿热肿盛,加行络祛湿的海桐皮。

第十二节　赤眼

湿热困阻,肝气不疏证

宋某,女,46岁,因"眼红,痒痛交作,目中干涩有异物感"前来就诊。该患者于前日与其丈夫争吵辩驳,心中郁烦难耐,睡醒后发现眼红,痒痛交作,目中干涩有异物感。时作胃疼,大便黏,易便干。脉濡滑数,舌红苔白。综上所述,可将其诊断为"赤眼,湿热困阻,肝气不疏证",治疗应清热利湿,清肝明目,故选用"栀子柏皮汤合化肝煎"加减进行治疗。

【组方】　栀子10 g,黄柏10 g,丹皮10 g,青皮10 g,陈皮10 g,白芍12 g,泽泻15 g,浙贝10 g。

患者服药7 d后痊愈。

【按语】　肝开窍于目,足厥阴肝经脉连目系,所以目与肝经最为密切。但是"诸脉皆属于目""五脏六腑之精气,皆上注于目而为之精",目虽与诸经、诸脏有所联系,但与肝经最为密切。故凡论"目",不可遗足厥阴,此患者也病责于肝。肝为风木之脏,主藏阴血,内寓相火,性善条达而气宜疏泄流通,故曰体阴而用阳。若大怒则伤肝,肝伤则气机闭塞不通而为肝郁。肝郁而气不行,进一步还可以导致血滞、水阻、湿停、痰凝等变化,由无形之气病产生有形之邪结。因其为肝经郁火,张景岳云"但其有病虽因怒,而或逆气已散,不得再加行散以伤真气。或肝火已平,勿得过用苦寒再损元阳"。所以应清化肝经之郁火,栀子、丹皮为其主药。用芍药护肝阴,青皮、陈皮疏肝气,丹皮、栀子清肝火,泽泻导火下行,川贝母化痰,加黄柏以清热燥湿。

第十三节　湿疹

湿热阻滞证

邱某,女,36岁,因"体检显示血脂高、脂肪肝"前来就诊。该患者素有手部湿疹,且常年反复发作;过敏性鼻炎,冬春季节严重,打喷嚏,流鼻涕;单位组织体检,体检结果显示血脂高、脂肪肝,脉濡数,舌红苔白。综上所述可将其诊断为"湿疹,湿热阻滞证";治疗应清热利湿,宣畅湿浊,故临床选用"三仁汤"加减进行治疗。

【组方】　杏仁10 g,薏苡仁30 g,通草6 g,半夏12 g,白豆蔻10 g,厚朴10 g,滑石10 g,竹叶10 g。

患者服药7 d后症状几乎全无,停药。

【按语】　三仁汤是吴瑭继承叶桂以"分消上下"法治疗湿温思想的代表方。吴瑭在《温病条辨》提到:"湿为阴邪,自长夏而来,其来有渐,且其性氤氲黏腻,非若寒邪之一汗即解,温凉之一凉则退,故难速已""惟以三仁汤轻开上焦肺气,盖肺主一身之气,气化则湿亦化也"。该患者为湿热伤于气分,方应选用轻清宣畅利窍之品,如杏仁宣通上焦肺气,使气化有助于湿化;白蔻仁开发中焦湿滞,化浊宜中;薏苡仁益脾渗湿,使湿热从下而去;三药为主,故名"三仁"。辅以半夏、厚朴除湿消痞,行气散满;通草、滑石、竹叶清利湿热。诸药合用,共成宣上、畅中、渗下之剂,而有清热利湿,宣畅混浊之功。

第十四节　卒中后遗症

湿热阻滞经络证

李某,女,64岁,因"身体沉重麻木,大便黏腻不爽,血糖高"前来就诊。该患者2015年中风后遗留左侧肢体不利,语言不利,性情急躁易怒。现患者身体沉重麻木,大便黏腻不爽,血糖偏高,自服降压药,血压现保持稳定,舌红苔腻,脉濡数。综上所述,将其诊断为"卒中后遗症期,湿热阻滞经络证";因此治疗应清利湿热,舒筋活络,临床选用"湿热论四号方"加减进行治疗。

【组方】　地龙6 g,威灵仙10 g,秦艽10 g,炒苍耳子12 g,丝瓜络10 g,海风藤10 g,防己10 g,海桐皮10 g。

患者服药后情绪稳定,积极配合康复,后又连续调理3个月余,脉象趋于平稳,嘱患者停药,秋后再调。

【按语】　中风是以猝然昏仆、不省人事、半身不遂、口眼歪斜、语言不利为主症的病证,属于现代医学"急性脑血管疾病"范畴。目前,中风病因病机及辨证论治的研究,主要集中于"风、火、痰、瘀、气、虚"六端,对中风病湿热病因病机和辨证论治的关注与研究相对较少。《黄帝内经》最早论述湿热可以引发中风,正如《素问·通评虚实论》曰:"凡治消瘅、仆击、偏枯、痿厥、气逆发满,甘肥贵人则膏粱之疾也。"其中"仆击、偏枯"为中风的临床表现,即由于过食肥甘,酿生湿热所致。脾胃湿热一旦产生,则易发生中风。中焦脾胃为全身气机升降出入的枢纽,中焦湿热留恋不解,脾胃之气不能正常升降转输,则导致全身气机升降息、出入废,进而导致全身血脉和经络阻滞。全身血脉和经络阻滞势必影响肝胆生理之相火的正常流通。肝胆郁结则成病理之火。肝主筋脉、肝胆病理之火燔灼肝经,使筋脉失其濡养,进而引发肝风内动,标志着中风的发生,若风助火势,风火相煽,扰乱神明,则可出现神识迷乱、昏厥等中风危症。正如薛生白对《湿热病篇》第四条自注道:"盖三焦与肝胆同司相火,中焦湿热不解,则热甚于里,而少火悉成壮火。火动则风生,而筋挛脉急,风煽则火炽,而识乱神迷。身中之气,随风火上炎,而有升无降,常度尽失,由是而形成尸厥。"湿热不仅可以作为引发中风的诱因发生在中风急性期,还因湿性黏滞,与热相搏,胶着难解,不易清除,故又常常存留于中风的恢复期和后遗症期,使中风迁延日久,缠绵难愈,且易于复发,故湿热之邪常常贯穿中风病程的始终。

第十五节　尿频伴阴囊潮湿

湿热阻肝证

魏某,男,41岁,因夜间口干,夜尿频伴阴囊潮湿一周前来就诊。该患者夜间口干则导致起夜数次,伴有阴囊潮湿,胃胀,饮食稍有不适则发作,矢气频,口中有异味。脉弦滑,舌红苔黄腻。综上所述将其诊断为"湿热阻肝证",治疗应祛湿清热,故临床选用化肝煎加减进行治疗。

【组方】　丹皮10 g,栀子10 g,青皮10 g,陈皮10 g,白芍12 g,泽泻10 g,浙贝10 g,麦冬10 g,五味子10 g,生地20 g。

该患者服药7 d后前来就诊,症状皆减,脉沉弦滑,舌红苔腻,将其诊断为湿热阻滞,治疗应清热祛湿,故而改用化肝煎合葛根黄芩黄连汤加减进行治疗。

【组方】　葛根10 g,黄芩10 g,黄连10 g,炙甘草6 g,丹皮10 g,栀子10 g,青皮10 g,陈皮10 g,白芍12 g,泽泻15 g,浙贝10 g。

该患者在此方基础上加减用药月余后痊愈,停药。

【按语】　湿气重浊,黏腻,趋下,阻滞气机。阴囊潮湿是其趋下黏腻也,胃胀、口干矢气频是其阻滞气机也,脉滑苔腻有湿无疑,苔黄舌红,口中异味证明有热夹杂,部位判定,起夜,阴囊胃胀等在肝胃也,故诊断为湿热阻肝,治疗以清热祛湿为主。自古湿热难治,称其如油入面,治疗中以祛湿为主,湿去则热孤,治疗中尤其注重气机,不可过于苦寒闭塞气机。此为湿热阻滞于肝,治疗时应以祛湿为主,注重气机升降,化肝煎以怒气伤肝,气逆动火从而生湿,故丹皮、栀子清热,芍药柔肝,泽泻、贝母祛湿,青皮、陈皮理气祛湿。

第十六节　耳鸣

一、湿热蕴结证

杨某,男,34岁,因"耳鸣,记忆力差半年"前来就诊。该患者素有晨起困乏,睡不醒;耳鸣,记忆力差,肥胖,脂肪肝,大便偏稀,黏马桶,味臭秽。脉弦滑数,舌红苔黄腻。综上所述,可将其诊断为"湿热蕴结证",临床治疗应遵循清热利湿的原则,故而选用"加减逍遥散"来治疗。

【组方】　茯苓20 g,栀子10 g,茵陈10 g,白芍12 g,陈皮10 g,炙甘草6 g,柴胡12 g,黄芪12 g,白术10 g。

该患者服药7 d后痊愈。2个月后又因"耳鸣,痛风,肌酐高"前来就诊,以菖蒲郁金汤加减进行治疗,7剂愈。

【组方】　石菖蒲10 g,郁金10 g,栀子10 g,连翘10 g,通草6 g,竹叶10 g,灯心草6 g,丹皮10 g。

【按语】　加减逍遥散是傅青主所创,原文说妇人有带下而色青者,甚则绿如绿豆汁,稠黏不断,其气腥臭,所谓青带也。夫青带乃肝经之湿热。肝属木,木色属青,带下流如绿豆汁,明是肝之病矣。但肝木最喜水润,湿亦水之积,似湿非肝木之所恶,何以竟成青带之症? 不知水为肝木之所喜,而湿实肝木之所恶,以湿为土之气故也。以所恶者合之所喜,必有违者矣。肝之性既违,则肝之气必逆。气欲上升,而湿欲下降,两相牵掣,以停住于中焦之间,而走于带脉,遂从阴器而出。其色青绿者,正以其乘肝木之气化也。逆轻者,热必轻而色青;逆重者,热必重而色绿。似乎治青易而治绿难,然而均无所难也。解肝木之火,利膀胱之水,则青绿之带病均去矣。方用加减逍遥散。夫逍遥散之立法也,乃解肝郁之药耳,何以治青带若斯其神与? 盖湿热留于肝经,因肝气之郁也,郁则必逆,逍遥散最能解肝之郁与逆。郁逆之气既解,则湿热难留,而又益之以茵陈之利湿,栀子之清热,肝气得清,而青绿之带又何自来! 此方之所以奇而效捷也。倘仅以利湿清热治青带,而置肝气于不问,安有止带之日哉! (脾土喜燥而恶湿,土病湿则木必乘之,木又为湿土之气所侮,故肝亦病,逍遥散减去当归妙极。),学习中医者不可按图索骥,被症状限制,找到其核心病机,肝经湿热郁滞,湿重热轻,病机符合,就可开方,故男子亦可用。

二、痰热蕴阻证

高某,男,49岁,因"耳鸣1年,安静及劳累时加重"前来就诊。该患者现主症为耳鸣,嗡嗡作响,安静及劳累时加重;脉滑数,右寸旺,左脉稍涩,舌淡暗苔腻。综上所述,可将其诊断为"痰热蕴阻证",治疗应遵循化痰清热的治疗原则,临床选用"黄连温胆汤"加减进行治疗。

【组方】 黄连10 g,半夏12 g,枳实10 g,竹茹20 g,胆南星10 g,浙贝母10 g,天竺黄10 g,陈皮10 g,茯苓20 g,石菖蒲15 g,郁金10 g。

该患者服药7 d后症状缓解,遂后在此方基础上加减治疗半月后症状消失,停药。

【按语】 李士懋老师说其临床前几十年,主要倚重舌诊,但临床日久,发现一些舌证不符的现象,如一些患者舌淡胖大,怎么补也补不好,改凉血散血方愈;有的冠心病患者舌暗红或光绛,滋阴清热无效,改用温阳通脉而差等。这些情况越来越多,故渐渐改为倚重脉诊,以脉解舌、解症。这种以脉诊为中心的辨证论治方法形成后,他也曾怕过于片面,走入"牛角尖",造成系统性误差,但反复临床验证后越来越肯定,李老师是这样,我们自己临床中也是如此。此患者耳鸣劳累后加重,舌淡如果单从症状和舌上看虚证可能性偏大,但脉滑数有力,故仍然以实证论,诊断为痰热,以黄连温胆汤治疗,加天竺黄、浙贝母、菖蒲、郁金等增强清热化痰之力。此思路加减治疗月半,症状消失,再次证明以脉诊为中心的思路是对的。

第八章
湿热证现代实验研究进展

湿热病证临床十分常见,根据其发生部位的不同、涉及脏器的区别,可分为上焦湿热、脾胃湿热、肝胆湿热、下焦湿热等,湿热既是多种病变的原因,又是多种疾病某一阶段病因、病性、病势的集中反映,也是病理产物。现代医学对湿热病证进行了大量有价值的实验研究,并取得了可喜的成绩,如湿热证实验模型的研究、湿热证与病因学的研究、湿热证的病理基础研究等,概述如下。

第一节 湿热证实验模型的研究

湿热证的建模对于湿热证的实验研究、临床治疗及新药开发具有十分重要的意义。

根据湿热证的致病因素有外湿、内湿的不同,模拟属于外湿和内湿的实验环境,一方面,通过提高空气湿度和温度,模拟长夏季节气候,制造外湿;另一方面,以过食猪脂、蜂蜜的方法损伤脾胃,制造内湿,造模后大白兔的症状表现为体温升高,体重减轻,食欲不振,不思饮水,便溏,消瘦,精神萎靡,嗜卧懒动,舌苔白腻等。这些症状基本接近湿热证的症状表现,认为动物模型成功。

在复制湿热证动物模型方法基础上,加用大肠埃希菌内毒素,以气候、饮食、感染等多因素模拟建立了温病大白兔湿热证动物模型,造模动物出现发热,纳呆,不欲饮水,便软烂而溏,嗜睡懒动,舌苔白腻等表现,与临床所见本证的主要症状体征和病理变化相符合。中药治疗组的退热,伴随症状体征的改善,病理变化的改善及内毒素清除等方面,均比湿热组优,从而反证了温病湿热证动物病理模型的复制具有的临床依据。实验发现造模动物后6 h及10 h的血浆内毒素水平较单纯用内毒素致热的发热对照组升高,说明湿热证模型动物内毒素廓清较为缓慢。

已有研究表明,反复小剂量注射牛血清白蛋白(BSA),与抗 BSA 抗体形成免疫复合物,沉积于肾小球,造成家兔系膜增生型肾炎的发病机制,与人类受到反复感染后导致的慢性进行性肾炎完全相似,这与中医湿热毒邪致病的病理过程类似。因此该模型具有病、证兼备的特点,可以反映湿热证的病理变化。有学者复制了模型,并进一步观察了其疾病表现与病理变化,分析其与肾炎发病的关系。

通过中医温病学关于湿热病的发病理论研究及临床资料分析,同时参考西医传染病学中有关病原微生物的致病特征,在比较6种不同造模方法后发现,以饮食因素+气候环境因素+鼠伤寒沙门氏菌感染等综合因素实验方法造模动物较为理想。无论从发病条件,病变脏腑,还是主要症状体征方面,动物模型均近似于中医湿热证型。

在此基础上,制作了外湿、湿热、寒湿、寒冷、温热、正常6组实验模型,其中湿热组造模方法与材料是:相对湿度(RH)>90%,温度(T)为(35±2)℃,12 h/d。各组自由饮食,每日观察精神、活动、关节、二便等,并记录饮食量、体重等,观察时间108 d。实验通过症状与体征、免疫学指标、肠道菌群、骨骼肌线粒体活性以及有关部位和脏器的病理形态等方面进行检测,结果发现湿热证组动物模型在症状体征、生化指标和组织形态学等方面有一定的变化。

有学者用高脂、高温、高湿及灌服大肠埃希菌的方法制作大鼠湿热证模型,运用放射免疫法观察分泌型免疫球蛋白 A(SIgA)、白细胞介素－1(IL-1)、肿瘤坏死因子-α(TNF-α)、血清胃泌素(GAS)、血清胃动素(MTL)水平,直接法测定高密度脂蛋白胆固醇(HDL-c)、低密度脂蛋白胆固醇(LDL-c)水平,定磷法测肝线粒体钠钾腺嘌呤核苷三磷酸酶(Na$^+$,K$^+$-ATpase)活性。实验发现模型组大鼠的症状、体征变化,与中医学湿热证基本相符;模型组 SIgA、TNF-α、白介素-1β(IL-1β)、MTL、HDL-c、LDL-c 水平显著升高,GAS、肝线粒体 $Na^+,K^+-AT-pase$ 活性水平显著降低,说明湿热证大鼠模型制作成功。

将大鼠分为正常组和 3 组模型组,运用放射免疫分析法观察胃动素、胃泌素的变化。其认为高脂(油脂 15 g/kg 灌服)、高糖(200 g/L 蜂蜜水饮用)饮食和白酒灌服 20 d 是脾胃湿热证病理模型内因造模中较合适的时间。

复制大鼠湿热证模型,采用多因素复合造模法,通过饮食失调造成内湿环境,以提高空气温度与湿度、感染鼠伤寒杆菌模拟外感湿热病邪,内外合邪造模。造模方法为实验前禁食 24 h,每日上午以乳状猪脂 5 mL/只灌胃,分 2 次,每次间隔 1.5 h,晚上以蜂蜜 3 mL/100 g 灌胃。于实验第 4 日晨,开始感染鼠伤寒杆菌,按 1 mL/100 g 灌胃,第 5 日将动物拿出造模箱,置于正常环境,即温度(25 ± 2)℃,相对湿度 50%~60%。造模后大鼠体温升高,体重下降,平均进食量明显减少,饮水量减少,尿量减少,大便变软直至溏泄,精神状态出现倦怠、嗜睡、蜷卧等,基本符合湿热气分证候特征。

探索湿热证大鼠模型复制的条件。将 80 只斯泼累格·多雷(SD)大鼠,随机分为正常对照组(A 组)、致病菌低剂量组(B、C、D 组)、致病菌中剂量组(E、F、G 组)和致病菌高剂量组(H、I、J 组),每个剂量组设置 3 个不同造模(湿热环境)时间,B、E、H 组造模 21 d,C、F、I 组造模 25 d,D、G、J 组造模 28 d。参照多因素复合造模方法建立湿热证大鼠模型,比较分析大鼠体温、体质量、食量、饮水量、症状及舌苔等指标的变化,最后综合评价模型的质量。结果发现采用延长湿热环境造模时间至 28 d 和较低剂量的致病微生物灌胃的造模条件,可复制出各项症状体征明显、稳定性好、齐同性好的温病湿热证大鼠模型。

第二节　湿热证与病因学关系的研究

一、胃病

近年来,国内外的学者均认为幽门螺杆菌的感染与胃病的发生发展有显著联系,尤其与病变的活动性炎症密切相关。所以有人将幽门螺杆菌与中医证型的关系进行了相关性研究,并得出了一定的结果。如对 102 例慢性胃病患者同时进行中医证型分析和幽门螺杆菌感染的检测,结果表明脾胃湿热证 12 例,11 例 HP 阳性,占 91.67%;脾胃虚证 50 例,HP 阳性 24 例,占 48.00%。经 t 检验表明两型存在显著的差异,即脾胃湿热型的 HP 阳性率明显高于脾胃虚弱型,说明慢性胃病的中医辨证分型与幽门螺杆菌阳性有高度的相关性。

通过幽门螺杆菌与慢性萎缩性胃炎辨证分型关系的研究,发现慢性萎缩性胃炎(CAG)HP 检出率为 67%。此外通过调查 600 例 CAG 患者舌象,发现舌质黯淡,有瘀点或瘀斑,或黯红或淡紫,舌下静脉瘀张者占 96%,舌苔黄腻或黄白而腻者占 68.3%。以上结果表明 CAG 患者中湿热、血瘀多见,因此认为幽门螺杆菌可作为中医六淫的"湿热之邪"。观察了 1 366 例胃病患者,发现 HP 阳性率依次为脾胃湿热(86.7%)、胃络瘀血(80.2%)、肝胃不和(74.2%)、脾胃虚弱(63.0%)、胃阴不足(47.9%)。

从中医舌象、证型两个方面探讨了慢性胃炎幽门螺杆菌感染的表现,发现舌淡白、淡紫,苔厚腻浊滑及脾气虚证、湿热证与幽门螺杆菌感染关系密切,提示正气亏虚、湿浊痰饮内停、湿热内蕴是幽门螺杆菌感染和生存的条件。

探讨了微观指标幽门螺杆菌(H. Pylori)、血清胃泌素(GAS)与慢性胃炎脾胃湿热证的相关性。发现脾胃湿热证组的 H. Pylori 感染阳性率及血清胃泌素均明显高于非脾胃湿热组,差异有统计学意义($P < 0.01$)。其认为 H. Pylori 感染与慢性胃炎脾胃湿热证高度相关,血清胃泌素升高可能是"脾胃湿热证"的微观证据之一。

综上所述,多数学者认为慢性胃炎、溃疡病中医证候与 HP 感染之间存在一定的相关性,并认同 HP 感染与脾胃湿热证型之间的关系较为密切。

二、肝病

病毒性肝炎的主要病因是"湿热","湿热"是"启动因子",肝炎慢性化是"湿热"余邪残留未尽。研究了慢性乙型肝炎辨证分型与乙型肝炎病毒(HBV)复制的关系,提出 HBV 感染是慢性肝炎产生"湿热"的原因之一。HBV 的复制活跃程度与"湿热"轻重关系密切,即 HBV 复制愈活跃,则"湿热"程度愈重,出现黄疸、尿黄、脘闷、胸痞、舌红苔腻等慢性肝炎活动的实热证候,反之,HBV 复制减弱则病多表现为面色萎黄,倦怠乏力,便溏等虚证,"湿热"明显减轻。

三、肾脏病

研究认为肾脏病过程中"湿热"与各种感染有关,通过观察 30 例原发性肾小球肾炎,其中各种感染诱发占 25 例,而这 25 例患者都有不同程度的湿热证候表现,如水肿,面红耳赤,胸痞,口渴欲饮,小溲短赤,舌苔黄腻,脉象滑数等。

第三节　湿热证的病理学基础研究

一、湿热证一般病理表现

制作湿热组动物模型在光镜下观察到的病理形态和超微结构表现为:关节滑膜细胞轻度增生,软组织充血、水肿,炎症细胞浸润,纤维组织轻度增生;电镜下关节成纤维细胞及滑膜细胞增生,粗面内质网增多;胃与大小肠主要表现为黏膜糜烂,小肠绒毛上皮变性、坏死和脱落及炎症细胞浸润的慢性炎症反应,肝线粒体肿胀,嵴短缺甚至消失、完全空泡化。

二、脾胃湿热证病理表现

研究认为若脾胃湿热明显,是邪气最盛,邪正交争剧烈的阶段,胃黏膜病理表现为充血、水肿、糜烂等急性炎症性改变。

观察到慢性胃炎脾胃湿热证中胃黏膜充血水肿明显,血管炎症性明显,而脾胃气虚患者黏膜虽也充血水肿,但没有脾胃湿热证明显。脾胃湿热证胃黏液糊量偏多,多呈浓绿色;而脾胃气虚证胃黏液糊量少,且色多清白。

从胃镜下观察到消化性溃疡的胃黏膜主要表现为充血、水肿、炎性变和溃疡形成,并指出这种胃黏膜的病理改变与脾胃湿热证的湿热郁久,损伤血络,湿热致瘀的病理是相吻合的。

发现慢性胃炎脾胃湿热型以浅表性胃炎所占为多,慢性浅表性胃炎胃镜象多见充血性红斑,黏膜水肿,附着黏液增多等表现,说明脾胃湿热证与炎症有关,且与炎症反应程度相关;脾胃气虚型以萎缩性胃炎为多见,其中萎缩性胃炎表现为黏膜苍白,血管显露,皱襞减少或消失。

探讨慢性浅表性胃炎脾胃湿热证患者胃黏膜 G、D 细胞的变化及胃泌素(GAS)和生长抑素(SS)表达的意义。其认为 G 细胞增多,胃黏膜 GAS 增多,D 细胞减少,胃黏膜 SS 减少,可能是湿热证的病理基础。

探讨慢性浅表性胃炎脾胃湿热证与胃黏膜的病理改变及幽门螺杆菌感染的关系。发现慢性浅表性胃炎脾胃湿热证在内窥镜下表现为黏膜充血、水肿、多有浅糜烂灶,或伴有黏膜下出血点,呈现出炎症改变,脾胃湿热证患者胃黏膜的病理组织学结果显示炎症细胞浸润深达大部分黏膜层,伴有黏膜上皮变性、坏死和胃小凹扩张变长等。从镜下表现和病理组织学提示,脾胃湿热证患者的胃黏膜存在活动性炎症改变。其认为 HP 感染可能是引起和加重脾胃湿热证内在病理变化的因素之一。

基于数据挖掘探讨慢性胃炎脾胃湿热证的胃镜指标。发现慢性胃炎脾胃湿热证组胃镜像中胃黏膜糜烂出现的频率高于脾胃虚寒证组和其他组。认为慢性胃炎脾胃湿热证的胃镜像为胃黏膜糜烂,脾胃湿热证组与肝胃不和证以隆起糜烂性胃炎为主。

三、肝胆湿热证病理表现

有学者研究了 18 例主要病理诊断为肝炎后肝硬化、肝肾综合征的病例,其肝脏均有慢性活动性炎症或亚急性坏死的病变,在不同程度上均存在肝肾阴虚和肝胆湿热的证候。通过尸解研究了肝胆湿热的病理学基础,他们根据黄疸程度(血清总胆红素量)、低热、舌象变化情况把肝胆湿热分为轻、中、重三度,其中 2 例属轻度湿热,肝脏内尚保留有部分正常小叶结构,假小叶中有肝细胞脂肪变、肿胀、空泡变或极少量的坏死,肝内胆管无扩张,亦无淤胆现象;8 例属中度湿热,肝脏病变呈慢性活动性炎症过程或有部分灶性坏死变化,有淤胆和慢性炎症细胞浸润;8 例属重度湿热,肝脏病变有 3 例呈慢性活动过程,部分假小叶内肝细胞坏死伴出血,另 5 例呈亚急性坏死过程,肝内形成所谓搭桥样坏死,坏死区显示肝细胞碎片及中性白细胞浸润,肝细胞内及汇管区均有明显淤胆,因此在临床上根据湿热的轻重来推测这类病人肝脏病变的大致情况。18 例肾脏病变以肾曲管变性、胆色素沉着、管型形成等为主,肾小球也存在某种程度损害的肝肾综合征病变,其病变程度各个病例略有不同,与湿热情况对照观察,发现湿热愈重的患者,肾曲管病变、管型形成等胆汁性肾病表现愈加明显。腹水情况与湿有一定关系,临床上湿不重的患者,腹水很少超过 10 000 mL;在湿重的 7 例中,腹水量超过 5 000 mL 的有 5 例,其中 3 例大于 11 500 mL,但有 1 例湿重热也重的患者,腹水量只有 300 mL。

　　研究从 41 例各型肝炎肝穿活检肝组织病理改变与中医辨证分型关系中,发现湿热型的病理改变主要特点为肝细胞内淤胆,肝细胞胆色素颗粒沉着以及小胆管扩张淤胆等。临床上凡兼有湿热者,如血瘀湿热或湿热瘀血型,皆可见上述淤胆改变。急性肝炎的湿重于热与热重于湿的主要区别,在于前者有肝细胞内淤胆或肝细胞胆色素颗粒沉着或兼小胆管扩张淤胆,而后者则无。

　　通过对 70 例肝火证和 87 例肝胆湿热证患者进行不同层次多项指标的实验研究,结果发现两证有共同的病理变化:①此两证患者机体均处于应激状态;②炎症介质释放增加;③调节血管平滑肌以舒血管活性物质增多占优势。并认为肝火证以内源性内分泌失调功能代谢偏亢为主;而肝胆湿热证以外源性炎症反应,脂质过氧化自由基损伤为明显。

　　观察发现肝胆湿热证机体处于应激状态,炎症、缺血较重,脂质过氧化病理产物自由基释放增加,血管处于扩张状态,毛细血管通透性增加。

四、肾病湿热证病理表现

　　研究复制家兔肾炎湿热证模型,其肾组织学检查有以下发现。①光镜:造型组全部肾标本呈弥漫性肾小球系膜增生,肾小球内细胞数明显增多,从分布判断以系膜细胞为主。肾小球系膜基质增多较明显,有时系膜基质呈网络状。肾小球肿胀、增大,部分肾小球囊腔狭小,甚者可见与包曼氏囊粘连。特殊染色未显示肾小球基底膜(GBM)增厚,磷钨酸苏木精(PTH)染色偶见肾小球内有微血栓形成,肾小管与基质基本正常。有的肾小管内可见管型。造型组和正常组肾小球直径分别为 121.13±1.67 和 92.91±2.12($P<0.01$),肾小球细胞数分别为 80.39±1.35 和 54.56±0.48($P<0.01$)。②免疫荧光:造型组肾小球内有较明显的 IgG 呈颗粒样沉积于系膜区,荧光强度

(++),正常组 IgG 免疫荧光阴性。③电镜:病理造型组系膜区有不规则的、密度均匀的电子致密物沉积,上皮细胞足突形态及肾小球基底膜均基本正常。

临床观察了 117 例原发性肾小球疾病兼夹湿热者在肾病不同病理类型中的分布,发现系膜增生性肾炎、IgA 肾病、膜增生性肾炎等兼夹湿热,明显高于微小病变、膜性肾病患者。而且随着肾功能的进一步受损,湿热证的发生率也随之增高,说明湿热形成有其一定的病理基础。

研究 IgA 肾病湿热证与肾穿刺活检病理组织的关系。发现全病程的湿热总分与肾小球病变度、小管间质病变度、系膜增生度、免疫沉积度呈显著或非常显著等级相关;肾穿时的湿热证分值与肾小球病变度、系膜增生度、免疫沉积度无显著相关。认为:①IgA 肾病中,湿热影响 IgA 肾病的病理过程,可加重肾脏的损害,进而影响预后及转归;②肾小管间质损害与湿热证的发生同步,湿热证时肾脏细胞因子和炎症因子活跃造成了小管和间质的急性损伤;③肾小球的损害与湿热证不同步,有时间上的相对滞后,反映了免疫复合物的产生和在肾脏局部的堆积而引起肾小球损害需要一定的时间。

第四节　湿热证与免疫关系的研究

一、湿热证与免疫

通过测定年轻男性湿热证病人的体液免疫水平,显示病人血清中的 IgG、IgA、IgM、C3(补体 C3)水平与正常人相比均显著升高,其中 IgA、IgM 与正常人组比较有显著性差异($P<0.01$),IgG、C3 与正常人组比有显著性差异($P<0.05$);而 C4(补体 C4)与正常人相比,差别不显著($P>0.05$)。其认为湿热证作为湿热病邪引起的外感热病,包括了多种常见病和多发病,如伤寒、痢疾、慢性胃炎、病毒性肝炎、慢性肾炎等。这些疾病的发生发展与免疫损伤密切相关,由于 IgM 是机体免疫反应首先产生的抗体,IgM 升高提示病人处于炎症急性期,而鉴于 C3 在补体激活中的重要地位及在炎症过程中的特殊作用,它的升高加重了这一过程的变化,提示病人免疫系统功能的变化在湿热病转化转归中起重要作用。

制造外湿致病的模型并进行免疫学指标的测定,其中粪便 SIgA 值外湿组、湿热组与正常组比较有显著升高($P<0.01$)。T 淋巴细胞亚群测定除外湿组 Th/i 值与正常组比较有显著差异($P<0.01$),其余与正常组比较无显著差别。脾细胞 IL-2(白细胞介素-2)活性湿热组与正常组比较有明显降低,差异有显著性($P<0.01$)。

用高温、高湿、高脂、高糖及感染不同病原微生物等因素制作温病湿热证大鼠模型,观察大鼠免疫功能的变化,结果表明在多因素的作用下,模型大鼠外周血中红细胞 C3b(补体 C3b)受体花环数显著降低,而细胞免疫黏附物升高;除去病原微生物作用,大鼠在高脂高糖、高温高湿环境中,外周血中红细胞 C3b 受体花环数、细胞免疫黏附物水平均显著降低;给大鼠以普通饲料,置于高温高湿环境中,则红细胞 C3b 受体花环数显著降低,而细胞免疫黏附物水平无变化。提示多因素同时作用所致大鼠温病湿热证模型其红细胞免疫功能发生显著变化。还观察到湿热证患者血清补体 C3、C4 水平显著增高,免疫球蛋白除 IgA 外,IgG、IgM 水平显著高于正常对照组,外周血淋巴细胞亚群测定显示湿热证患者 CD3$^+$(淋巴细胞 CD3$^+$)、CD4$^+$(淋巴细胞 CD4$^+$)数值变化不显著,但 CD8$^+$(淋巴细胞 CD8$^+$)细胞数显著降低,CD4$^+$/CD8$^+$比值明显增高,说明湿热证患者机体免疫功能发生紊乱。

二、脾胃湿热证与免疫

观察脾胃湿热证与 T 淋巴细胞亚群(OKT)、淋巴转化率(LCT)、免疫球蛋白、补体、循环免疫复合物(CIC)等的关系,结果:OKT3、OKT4、OKT4/OKT8 和 LCT 低于正常者,脾胃湿热证分别为 18/54 例、3/54 例、7/54 例和16/50 例,脾气虚证则分别为 24/39 例、22/39 例、24/39 例和 20/32 例。表明脾胃湿热证上述指标大多正常,少数低下。与脾气虚证比较,差异显著($P<0.05$)。IgG 和 CIC,脾胃湿热证则分别为 12.9±5.1 和 7.3±5.3,脾气虚证则分别为 8.19±4.7 和 4.1±3.0,有显著差异($P<0.05$)。而 IgM、IgA 和 C4bP,两证间无显著差异。脾气虚证(1.0±0.5)C3 含量显著低于脾胃湿热证(1.3±0.5),提示湿热属实证范畴,细胞免疫功能大多正常,少数出现细胞免疫低下及 T 细胞网络紊乱现象,可能与湿热已潜伤脾气有关,即邪盛已伤

正。体液免疫则亢进,表现为 IgA 增高,B 因子增多。反映脾胃湿热证患者机体正动员各种生理防御功能,包括血液中的球蛋白及补体与邪抗争的现象。

观察慢性胃炎脾胃湿热型患者淋巴细胞亚群在胃黏膜和外周血的反应明显增强,胃黏膜树突状细胞(DC)明显增加;体液免疫的 IgG,胃黏膜和外周血反应均增加,而 IgA、IgM 仅胃黏膜反应增强,免疫复合物也明显增高。探讨慢性萎缩性胃炎(CAG)脾胃湿热证与热休克蛋白 60(HSP60)、热休克蛋白 70(HSP70),细胞黏附分子标准型 CD44 蛋白(CD44S)及 CD44 的变异体(CD44V)之一即 CD44V6 之间的关系。发现:①脾胃湿热组的萎缩和肠化程度高于脾虚组($P<0.05$);②正常对照组胃黏膜内 HSP60 主要呈阴性或弱阳性表达,CAG 脾胃湿热组及脾虚组患者胃黏膜内 HSP60 表达增强,且二者 HP 的感染率均高于正常对照组($P<0.05$),HP 的感染情况与 HSP60 的表达呈非常显著相关($P<0.01$)。脾胃湿热组 HSP60 表达与脾虚组相比无显著性差异,但脾胃湿热组 HSP60 表达有增强的趋势;③脾胃湿热组 HSP70 的表达与正常对照组、脾虚组相比无显著性差异($P>0.05$),但脾胃湿热组强阳性表达率(71.0%)高于脾虚组(47.5%)($P<0.05$);④脾胃湿热组 CD44S 和 CD44V6 的表达与正常对照组和脾虚组相比无显著性差异($P>0.05$)。认为:①CAG 脾胃湿热组胃黏膜的萎缩和肠化程度均重于脾虚组,可能是由于脾胃湿热证与炎症关系密切所致;②CAG 脾胃湿热组及脾虚组 HSP60 的表达均较正常对照组增强,原因可能与 HP 感染有关;③CAG 脾胃湿热组 HSP70 的强阳性表达率强于脾虚组;④3 组之间 CD44S 和 CD44V6 的表达无明显差异,说明 CAG 作为胃病前疾病尚未出现 CD44S 和 CD44V6 的异常表达。

脾胃湿热证慢性胃炎与幽门螺杆菌(HP)感染后核转录因子——$kappaB$(NF-κB)、转化生长因子-α(TGF-α)表达的相关性。发现脾胃湿热组 HP 感染率(72.73%)明显高于脾胃气虚组(24.00%)($P<0.01$);正常对照组胃黏膜内的 NF-κB 和 TGF-α 在上皮和腺上皮细胞基部呈弱表达,脾胃湿热组 NF-κB 和 TGF-α 呈高表达,与脾胃气虚组和正常对照组相比,差异有显著性($P<0.05$)。

幽门螺杆菌(HP)阴性慢性浅表性胃炎(CSG)脾胃湿热证不同亚型(热重于湿、湿重于热、湿热并重型)患者三叶因子 1(TFF1)、细胞间黏附分子-1(ICAM-1)蛋白表达的意义。发现 TFF1 蛋白表达:热重于湿组>湿热并重组>湿重于热组,但组间无明显差别;与炎症程度呈负相关($P<0.01$)。ICAM-1蛋白表达:湿热并重>热重于湿>湿重于热,但组间无明显差异。认为脾胃湿热证各亚型 TFF1 蛋白表达与炎症程度呈负相关,提示 TFF1 在脾胃湿热证中可能是胃黏膜局部"正气抗邪"的分子生物学基础之一。

研究隆起糜烂性胃炎(REG)脾胃湿热证与细胞因子白细胞介素 8(IL-8)、白细胞介素 10(IL-10)、肿瘤坏死因子 α(TNF-α)表达之间的关系。发现脾胃湿热证组、脾胃虚弱证组 TNF-α 的表达水平均高于正常对照组,差异有统计学意义($P<0.01$);脾胃湿热证组、脾胃虚弱证组 IL-10 的表达水平均高于正常对照组,差异有统计学意义($P<0.01$);脾胃湿热证组、脾胃虚弱证组 IL-8 的表达水平与正常对照组均差异无统计学意义($P>0.05$)。脾胃湿热组与脾胃虚弱组 IL-8、TNF-α、IL-10 的表达水平均差异无统计学意义($P>0.05$)。其认为 IL-8 在 REG 的发生发展过程中可能不是主要的促炎因子,TNF-α 可能在促进 REG 的发生发展过程中起着重要作用,IL-10 可能在防止 REG 的组织损伤中起着重要作用,IL-8、TNF-α、IL-10 在 REG 脾胃湿热证与脾胃虚弱证之间表达无差异。

研究脾胃湿热证中 Th1/Th2 细胞免疫平衡改变的情况。发现脾胃湿热组 IL-4 值均较脾气虚组和对照组显著降低($P<0.05$);而脾胃湿热组 IFN-γ 值和 IFN-γ/IL-4 比值升高,差异有统计学意义($P<0.05$)。认为慢性浅表性胃炎和消化性溃疡中脾胃湿热证患者机体 Th1/Th2 细胞免疫失衡,细胞因子网络调节紊乱,以 Th1 细胞反应占优势。

观察脾胃湿热证湿、热偏重型脾脏超微结构的改变。发现脾胃湿热证湿偏重组和热偏重组大鼠脾脏内部结构发生了改变,脾血窦狭窄,内皮细胞肿胀,巨噬细胞、淋巴细胞和浆细胞的结构受到损害;细胞胞浆内的细胞器如线粒体、溶酶体、粗面内质网明显肿胀或萎缩破坏,结构不完整;细胞核固缩或水肿。认为脾胃湿热证湿、热偏重型均可使大鼠脾脏超微结构发生改变,由此可能导致其免疫功能发生改变。

三、肝病湿热证与免疫

有研究观察到慢性肝炎湿热型免疫球蛋白 IgG、IgA 升高。亦观察到慢性肝炎肝经湿热证血清 IgG 显著升高,提示体液免疫功能异常,认为 IgG 升高与肝脏炎症反应有关。

将 122 例乙型病毒性肝炎分为肝胆湿热型、肝郁脾虚型、肝脾血瘀型及肝肾阴虚型。分别测定血清肝肿瘤坏死因子（TNF-α）、白细胞介素 6（IL-6）水平。TNF-α、IL-6 是由单核巨噬细胞产生的细胞因子，可由多种刺激物质和病原体刺激产生，TNF-α、IL-6 适量时具有抗病毒和免疫调节作用，异常增高时则作为炎症因子介导的肝细胞炎症损伤。结果表明肝胆湿热型 TNF-α、IL-6 水平显著升高，且与 ALT 的变化规律一致；而肝郁脾虚型、肝脾血瘀型及肝肾阴虚型两者变化不明显。提示乙型病毒性肝炎 TNF-α、IL-6 水平升高可作为肝胆湿热型的中医辨证分型的客观依据。

检测 103 例慢性肝炎中医辨证为肝郁脾虚和肝胆湿热患者外周血 NK 细胞活性，并与 30 名健康人做对照。NK 细胞是人体免疫活性细胞之一，已确认 NK 细胞具有抗病毒作用，而病毒也可以损伤 NK 细胞。发现以上两种中医证型的患者 NK 活性均降低，而慢性迁延型肝炎中肝胆湿热型 NK 活性更低，说明慢性肝炎本虚的部分实质，强调治疗慢性肝炎时扶正祛邪的重要性。

选择初次治疗的慢性乙型肝炎肝胆湿热证和肝郁脾虚证患者，动态观察两组患者血清 $CD3^+$、$CD4^+$、$CD8^+$ 水平及 IgA、IgM、IgG 含量的变化。发现肝胆湿热型患者 $CD3^+$ 水平在初次随访、随访 8 周和 16 周时均明显升高，与肝郁脾虚型患者相应数值相比差异均有统计学意义（$P<0.05$）。两组患者初次、随访 8 周和 16 周时 $CD4^+$ 水平差异均有统计学意义（$P<0.05$），肝胆湿热组高于肝郁脾虚组。两组患者初次 IgM 含量差异有统计学意义，肝胆湿热组低于肝郁脾虚组（$P<0.05$），随访 8 周和 16 周时两组含量差异均无统计学意义（$P>0.05$）。两组患者 $CD8^+$、IgA、IgG 水平比较差异均无统计学意义（$P>0.05$）。肝胆湿热组患者不同时间点血清 $CD3^+$、$CD4^+$、$CD8^+$ 水平及 IgA、IgM、IgG 含量差异无统计学意义（$P>0.05$），肝郁脾虚组患者不同时间点血清 $CD3^+$、$CD4^+$、$CD8^+$ 水平及 IgA、IgM、IgG 含量差异无统计学意义（$P>0.05$）。认为慢性乙型肝炎中医证型与机体免疫功能有一定的关联性，相关免疫指标可作为中医辨证分型的参考依据；不同中医证型慢性乙型肝炎患者免疫功能具有一定稳定性。

用放射免疫测定肝胆湿热证患者与健康人的血浆 β-内啡肽含量。发现肝胆湿热证患者血浆 β-内啡肽均较健康人明显升高，且不同疾病的肝胆湿热证患者有共同的病理及生化变化。

四、肾病湿热证与免疫

研究认为慢性肾炎湿热病理的基础是免疫反应,特点为循环免疫复合物(CIC)及红细胞免疫复合物花环率明显升高。

对中医辨证属湿热型的 29 例慢性肾炎普通型患者中,治疗前补体旁路途径的活性(AP-H50),低于正常者 21 例,经清热解毒利湿的中药治疗 1~2 个月后。随着临床症状的改善,18 例患者补体旁路途径的活性恢复正常,占 85.7%,2 例接近正常。因此认为 AP-H50 值可作为判断湿热的指标。

探讨了肾小球内补体成分与中医辨证分型的关系,发现湿热组 C3 和 C1q(补体 C1q)阳性率显著高于非湿热组,故认为肾小球内沉积的 C3 和 C1q 与中医的湿热密切相关,C3 和 C1q 在肾小球内的沉积可以作为湿热的一项客观指标。

实验观察慢性肾小球疾病湿热证 T 淋巴细胞亚群及 IL-2、可溶性白细胞介素-2 受体(SIL-2R)的含量变化,IL-2 为辅助性 T 淋巴细胞分泌的一种细胞因子,它能与细胞膜上的 IL-2 受体结合而发挥生物效应,有免疫促进作用;SIL-2R 则有免疫抑制作用。发现慢性肾小球疾病湿热证 T 淋巴细胞亚群 OKT4、OKT4/OKT8 比例降低,但 IL-2 增高、SIL-2R 降低,说明湿热证中 T 淋巴细胞数量有所降低,但细胞免疫处于活化状态。

观察肾炎湿热证血清可溶性细胞间黏附分子-1(SICAM-1)的变化,发现湿热证组血清 SICAM-1 高于非湿热证组,湿热证组固有细胞增生及炎细胞浸润的程度较非湿热证组明显($P<0.05$)。认为肾炎湿热证的存在常常预示着免疫炎症反应和病情的活动,SICAM-1 有可能作为肾炎湿热证辨证的一个客观指标。

第五节　湿热证与生化检查关系的研究

一、肝功能

研究指出慢性肝病湿热未尽证型 SGPT(赖氏法)77% 呈中等度以上升

高,A/G 比例45%倒置,TTT(麦氏法)62%升高,HB-SAg 阳性率61%,滴度较高。认为湿热气滞型慢性乙型肝炎患者 HB-SAg 平均滴度最高,半数患者 HBeAg 阳性,SGPT 显著异常。说明湿热气滞型特点是 HBV 感染复制显著,肝细胞内炎症反应明显。

通过329例病毒性肝炎的临床观察研究,发现谷丙转氨酶(ALT)升高者辨证为湿热者有304例,占92.4%,说明肝炎病人 ALT 升高者绝大多数为湿热证;其中急性肝炎 ALT 升高者100%属湿热证。湿热证 ALT 均值明显高于非湿热证者,故认为 ALT 升高与湿热毒邪有密切关系,湿热进退与 ALT 升降呈正相关。

分析慢性乙型肝炎肝胆湿热证型和肝郁脾虚证型的生化检验,观察中医证型与临床检验相关指标之间的相关性。结果表明肝胆湿热证型患者体内 AST、ALT、GGT、DBIL、TBIL 等指标均明显高于肝郁脾虚证型,两种证型差异显著($P<0.05$)。认为部分临床检验指标与中医证型(肝胆湿热证型、肝郁脾虚证型)存在相关性,相关指标的变化可为慢性乙型肝炎中医辨证提供比较客观的依据。

探讨慢性乙型肝炎中医证型与检验医学指标的相关性。将慢性乙型肝炎患者分为血瘀证组、肝郁证组、湿热证组和肝胆湿热证组,结果发现血瘀证组清蛋白(ALB)、前清蛋白(PA)水平低于湿热证组($P<0.05$)。肝郁证组间接胆红素(IBIL)、ALB 和 PA 水平低于湿热证组和肝胆湿热证组($P<0.05$)。肝郁证组清蛋白/球蛋白比值(A/G)低于湿热证组($P<0.05$)。湿热证组A/G水平低于肝胆湿热证组($P<0.05$)。湿热证组肌酐(CREA)水平高于血瘀证组、肝郁证组和肝胆湿热证组($P<0.05$)。湿热证组总胆红素(TBIL)、IBIL、ALB、PA、A/G 水平高于肝郁证组,球蛋白(GLO)水平低于肝郁证组($P<0.05$)。认为血瘀证、肝郁证慢性乙型肝炎患者肝脏代谢功能弱于湿热证患者,而胆红素水平升高多见于湿热证患者。

二、氧化与抗氧化物

实验观察100例健康人和200例慢性呼吸道疾病病人的抗氧化活性(AOA)、超氧歧化酶(SOD)、丙二醛(MDA)、过氧化氢酶(CTL)活性与湿热邪气之间的关系,结果表明湿热型患者血清 AOA 降低,LPO 增高,SOD 降低,CTL 增高,尤其明显的是,AOA/LPO 比值低于1,与正常对照组比较有显著差异。另外对非呼吸道疾病患者血清抗氧化物活性检测时发现,湿热证患者的 AOA/LPO 比值变化与呼吸道慢性疾病湿热证患者的比值变化也基本一致。因此,认为湿热证的发生与体内氧化物与抗氧化活性失衡有密切关系。不同类型的人,AOA/LPO 比值是按健康人、非湿热型患者和湿热型患者的顺序由高到低排列的,这一点似可作为临床上对湿热证与非湿热证鉴别诊断之依据。

发现慢性肾炎湿热组较非湿热组 LPO 明显升高,SOD 降低。说明湿热是慢性肾炎病变恶化的重要原因,显示出湿热病理的严重性。也观察到肝胆湿热证 SOD 降低,MDA 升高,治疗后 SOD 升高,MDA 降低。

通过对 45 例符合湿热证的慢性肾炎患者与 42 例健康人对比观察发现,湿热证患者 LPO 升高,SOD 活性降低,运用清热利湿法治疗后,LPO、SOD 及过氧化酶(CAT)活性等指标均有明显改善。

采用高温高湿环境、高脂高糖饮食加免疫法构建脾胃湿热证 UC 大鼠模型,观察大鼠整体状态、病理变化,检测血清超氧化物歧化酶(SOD)活性和丙二醛(MDA)水平的表达。与正常对照组相比,脾胃湿热型 UC 各模型组大鼠的整体状态较差,肉眼可见结肠黏膜糜烂、溃疡形成;镜下呈急慢性炎症表现、溃疡形成,血清中 SOD 活性下降($P<0.01$),MDA 水平升高($P<0.01$)。认为氧自由基参与了脾胃湿热型 UC 的发病过程,外周血 SOD、MDA 可作为炎症判断指标。

三、血浆儿茶酚胺

用高效液相色谱法测定 30 例肝火上炎证和 30 例肝胆湿热证患者血浆儿茶酚胺[包括去甲肾上腺素(NE)、肾上腺素(E)和多巴胺(DA)]含量,并与 60 例健康人及 30 例肝阳上亢证患者的测定值进行比较。结果表明,肝火上炎证、肝胆湿热证患者血浆 NE、E 和 DA 含量均较健康人显著增高,而接近肝阳上亢证病人,说明肝火上炎证、肝胆湿热证病人具有不同程度的交感神经-肾上腺髓质系统兴奋性增高的病理生理学基础。

实验观察肝火证、肝胆湿热证、肝阳上亢证组与健康对照组比较,NE、E、DA 均显著升高,NE、DA 均值升高依次为肝胆湿热证<肝火证<肝阳上亢证;E 均值升高依次为肝胆湿热证<肝阳上亢证<肝火证。肝胆湿热证 NE、E、DA 较健康人明显升高。

肝气(阳)虚证患者的血浆去甲肾上腺素(NE)和肾上腺素(E)含量与健康人和肝胆湿热证的区别。发现肝气(阳)虚证患者血浆 NE 和 E 含量显著低于健康人对照组和肝胆湿热证对照组($P<0.01$)。认为肝气(阳)虚证患者外周交感-肾上腺髓质功能降低。

四、胃肠激素

研究观察到大肠湿热证型患者胃泌素、胃动素、P 物质(SP)含量都明显增高,而以 P 物质增高最明显。胃泌素、胃动素、P 物质都是重要的脑肠肽激素,主要分布在中枢神经和胃肠道黏膜及肠壁神经丛。胃泌素、胃动素、P 物质含量增高,而以 P 物质增高最明显说明大肠湿热证肠道分泌旺盛及运动亢进,与临床表现相一致。发现肝胆湿热证血浆 SP 含量为(18.4±5.0) pg/mL,与健康组比较有显著差异,经治疗后下降至(13.3±3.4) pg/mL。

通过对大鼠进行了脾胃湿热证热偏重、湿热并重型造模,分组观察大鼠血浆胃动素、胃泌素的变化情况。结果发现湿热并重组血浆胃动素增高,热偏重组血浆胃动素降低,与正常对照组比较有显著性差异($P<0.05$);而湿热并重组、热偏重组血浆胃泌素降低,与正常对照组比较有显著性差异($P<0.05$)。

探讨脾胃湿热证慢性浅表性胃炎与胃泌素(由 G 细胞分泌)和生长抑素(由 D 细胞分泌)的相关性。发现脾胃湿热组 G 细胞均高于脾气虚组($P<0.01$);脾胃湿热组 D 细胞显著低于其他两组($P<0.01$),G/D 细胞比值脾胃湿热组高于其他两组。脾胃湿热组的 HP 感染率高于脾气虚组,脾气虚组患者年龄高于脾胃湿热组。其认为脾胃湿热组患者与 HP 感染有密切关系,由于 HP 介入导致 G 细胞增多,D 细胞减少,G/D 细胞比值增大。

观察脾胃湿热证湿、热偏重大鼠模型胃窦 P 物质(SP)和生长抑素(SS)指标的变化,以探讨脾胃湿热证湿、热偏重型之间胃窦 SP、SS 的变化规律。发现湿偏重组、热偏重组大鼠胃窦 SP、SS 含量较正常对照组明显降低;湿偏重组 SP、SS 水平较热偏重组降低更明显。认为脾胃湿热证大鼠湿、热偏重模型存在胃肠激素的紊乱,SP、SS 含量降低。

研究和探索胃脘痛脾胃虚弱、脾胃湿热型血清胃泌素(GAS)、胃动素(MTL)、血管活性肠肽(VIP)和生长因子(SS)含量的变化及其临床意义。发现脾胃湿热组患者血浆 GAS、MTL、SS 含量比健康对照组明显增高,VIP 含量与健康对照组比较无显著性差异,但 GAS、MTL、SS 含量明显高于脾胃虚弱组,VIP 含量低于脾胃虚弱组。脾胃虚弱组患者血浆中 VIP 含量明显高于健康对照组,GAS、SS、MTL 含量低于健康对照组、脾胃湿热组。认为不同中医证型胃脘痛患者血清胃肠激素有一定的变化,其中 VIP、SS、MTL 和 GAS 的变化有证型特异性。

五、前列腺素

文献回顾表明前列腺素(PGs)在胃黏膜的保护和抑制胃酸分泌方面具有重要作用,PGs 合成减少或比例失调,会引起胃黏膜糜烂及溃疡的发生。金敬善观察了胃十二指肠疾病血、尿前列腺素 E2(PGE2)、前列腺素 F2α(PGF2α)含量及其与中医证型的关系,发现脾胃湿热组 PGE2 升高最明显,PGE2/PGF2α 比值也明显高于其他证型组。

用放射免疫法观察到脾胃湿热型慢性胃炎及消化性溃疡患者血 PGE2、PGE2/PGF2α 皆明显高于脾胃虚弱型,提示 PG 在慢性胃炎、消化性溃疡的中医辨证中是个有益的客观指标。血 PGE2/尿 PGE2 的下降幅度及血 PGF2α/尿 PGF2α 比值上升幅度表现为:脾胃虚弱证>肝胃不和证>脾胃湿热证。

用放射免疫法测定了胃黏膜组织 PGE2、PGI2(前列腺素 I2)、PGE1α(前列腺素 E1α)、TXA2(血栓素 A_2)的含量,结果显示湿热型、脾胃不和型、脾虚型胃黏膜 PGE2 较正常人有下降趋势,但各型之间差异不显著,而湿热型的 TXB2(血栓素 B2)含量较其他型显著升高。观察到肝胆湿热证 PGE2、PGF2α 均升高,PGF2α/PGE2 比值下降。

探讨胃液及血前列腺素 E2(PGE2)水平与消化性溃疡活动期脾胃湿热证的关系。发现 APU(消化性溃疡活动期)患者胃液中 PGE2 低于正常对照组,且以脾胃湿热型为最低;而血中 PGE2 检测结果刚好与此相反。认为 PGE2 与 APU 脾胃湿热证的形成有一定关系。

六、血脂

在制作肾炎湿热证动物模型时观察到甘油三酯(TG)与正常组比较显著升高,高密度脂蛋白(HDL)与正常组比较显著降低($P < 0.01$)。胆固醇(TC)、低密度脂蛋白(LDL)低于正常组,但差异不显著($P > 0.05$)。发现慢性肾病湿热、湿热夹瘀证甘油三酯（TG）、总胆固醇（TC）、低密度脂蛋白胆固醇（LDL-c）、载脂蛋白 B（APO－B）均显著升高，高密度脂蛋白胆固醇（HDL-c）则明显降低，瘀血证 TC、LDL-c、HDL-c 也有类似改变，说明高脂血症与瘀血、湿热有关。但从湿热及湿热夹瘀证 TG 水平明显高于单纯瘀血证分析，TG 与湿热关系似更密切。

探讨动脉粥样硬化性疾病与中医湿热证的关系。发现湿热体质组和湿热夹瘀体质组病人动脉粥样硬化指数（AI）明显高于非湿热体质组（$P<0.01$）；湿热夹瘀体质组病人纤维蛋白原明显高于其他两组病人（$P<0.01$）。说明湿热体质组和湿热夹瘀体质组病人存在明显的血脂紊乱和"微观血瘀证"特征。认为湿热体质是动脉粥样硬化的重要发病基础，湿热内蕴是动脉粥样硬化的重要易患因素，湿热化瘀是其主要病理环节。

七、血浆 β-内啡肽

血浆 β-内啡肽（β-EP）是一种 31 肽的内源性阿片样物质，主要来源于脑垂体，存在于脑组织、胃肠道、胰腺等组织中。血浆 β-EP 具有镇痛、调节心血管、消化道运动、呼吸运动、内分泌、免疫及应激反应等多方面的功能，是一种具有神经递质、神经介质和神经激素三重作用的神经肽类物质。一般血浆 β-EP 以前阿黑皮素的前体形式贮存于脑垂体中，在疼痛、感染、中毒、发热和休克等应激状态下脑垂体释放血浆 β-EP 增加，血中血浆 β-EP 亦相应升高。以放射性免疫测定 75 例肝胆湿热证（包括胆囊炎、胆石症、慢性胰腺炎、慢性盆腔炎）患者的血浆 β-EP 含量明显升高（$P<0.01$），经清热利湿汤治疗后血浆 β-EP 含量明显降低，而其他肝病证型肝气（阳）虚证者 β-EP 较健康人有明显升高（$P<0.05$）；脾气虚证较健康人略有升高（$P>0.05$）。因此 β-EP 含量升高可作为肝病共同的病理生化指标之一，胆囊炎、胆石症、胰腺炎、慢性盆腔炎等的肝胆湿热证，血浆 β-EP 水平均增高，提示不同疾病的肝胆湿热证有共同的病理生化变化，血浆 β—EP 水平可考虑作为肝胆湿热证临床辨证的一项辅助指标。

在实验中观察到肝胆湿热证 β-EP 水平显著升高。亦观察到肝胆湿热证 75 例 β-EP 水平为（181.6±38.08）pg/mL，高于健康人、肝气阳虚证和脾气虚证，差异显著，经治疗后降至（145.0±29.28）pg/mL，治疗前后差异显著。

测定肝胆湿热证病人血浆 β-EP、TXB2 及 6-酮-前列腺素 F1α（6-K-

PGF1α)含量。发现肝胆湿热证病人血浆 β-EP、TXB2 含量及 TXB2/6-K-PGF1α 比值均较健康对照组显著升高($P<0.01$);肝胆湿热证血浆 6-K-PGF1α 较健康对照组略为增高;不同病种肝胆湿热证中,胆道疾病、病毒性肝炎、胰腺炎 3 种病种血浆 β-EP、TXB2 含量及 TXB2/6-K-PGF1α 比值均较健康对照组显著增高($P<0.05$)。提示不同疾病的同一证型具有相同的病理生化基础,显示中医证型的特征。

八、微量元素

观察发现湿热证微量元素及维生素 E 的变化,用氢化物原子吸收分光光度法检测血清中 Zn(锌)、Cu(铜)、Fe(铁)的变化,用亚铁嗪显色比色法测血浆维生素 E。结果表明湿热证组 Zn、Fe、Se(硒)、维生素 E 含量下降,Cu 含量上升,提示湿热的证候实质与微量元素及维生素 E 代谢有关。通过对 45 例湿热证慢性肾炎患者微量元素的检测,发现 Zn、Cu、Se 均明显低下。

采用综合因素方法造模,给予动物高糖高脂饲料、高温高湿环境、加以伤寒沙门氏菌灌胃或尾静脉注射大肠杆菌,观察湿热证动物模型血清微量元素锌、铜、铁、硒及维生素 E 的变化情况。结果发现湿热证动物模型血清锌、硒及血浆维生素 E 含量明显下降($P<0.05$),血清铜含量明显上升($P<0.05$)。

研究湿热证模型大鼠微量元素 Zn、Se、Cu 和维生素 E 代谢水平、一氧化氮(NO)含量。发现湿热证模型大鼠血清 Zn、Se、维生素 E、NO 含量显著下降,Cu 含量显著升高。认为抗氧化能力下降是湿热证的本质之一,微量元素锌(Zn)、硒(Se)、铜(Cu)在机体内的含量反映了抗氧化酶活性的高低。

九、其他

通过检测慢性胃病时非蛋白巯基物质(NPSH)、谷胱甘肽过氧化物酶(GSH-Px)、过氧化氢酶(cAT)含量的变化,发现 GSH-Px 与慢性胃黏膜病变程度有一定的负相关性。而脾胃湿热证 NPSH 及 GSH-Px 水平在各脾胃证型组中最低,提示脾胃湿热证胃黏膜损伤最为明显。

从细胞和细胞膜酶分子水平探讨慢性胃炎中医证型病理生理特点。测定 30 例正常人和 102 例慢性胃炎病人红细胞游离钙离子（Ca^{2+}）、红细胞膜 Ca^{2+}, Mg^{2+}-ATPase（钙镁腺嘌呤核苷三磷酸酶）活性、红细胞 ATP 含量及 24 h 尿 17-羟皮质类固醇（17-OHcS）排出量。结果发现脾胃湿热证红细胞游离 Ca^{2+}、Ca^{2+}, Mg^{2+}-ATPase 活性及细胞内 ATP 含量明显升高，表明脾胃湿热证细胞膜 Ca^{2+}, Mg^{2+}-ATPase 活性及细胞内能量代谢呈代偿性亢进。尿 17-OHcS 测定表明下丘脑-腺垂体-肾上腺皮质轴功能保持正常水平。还测定了慢性胃炎患者各种证型红细胞膜上 Na^{+}, K^{+}-ATPase 的活性，发现脾胃湿热证患者基础状态细胞膜 Na^{+}, K^{+}-ATPase 活力明显比正常人提高。

脾胃湿热证患者胃黏膜细胞凋亡及其基因调控。发现脾胃湿热组胃黏膜细胞凋亡指数（AI）增加，脾胃湿热组抑癌基因（$p53$）、B 淋巴细胞瘤-2 基因（Bcl-2）表达显著高于健康人组，脾胃湿热组细胞表面诱导凋亡的分子（Fas）表达显著高于健康人组。

慢性胃炎（脾胃湿热证）胃窦黏膜 Fhit（脆性组氨酸三联体）蛋白的表达及临床意义。发现脾胃湿热证组胃黏膜组织 Fhit 蛋白表达明显低于正常对照组、脾虚气滞证组，经统计学处理有显著差异（$P<0.01$），正常对照组胃黏膜组织 Fhit 蛋白表达与脾虚气滞证组差异不显著（$P>0.05$）。认为慢性胃炎脾胃湿热证组 Fhit 蛋白表达较正常对照组明显降低，可能部分揭示了慢性胃炎（脾胃湿热证）的本质。

慢性萎缩性胃炎（CAG）合并幽门螺杆菌（HP）感染患者脾胃湿热证与 HP 细胞毒相关蛋白 A（CagA）、环氧合酶 2（Cox-2）及胃黏膜病变程度的相关性。发现 CAG 合并 HP 感染的脾胃湿热证组 CagA 阳性率、血清 Cox-2 表达水平高于脾胃虚寒证患者，且均高于 HP 阴性组，差异有统计学意义（$P<0.05$）；脾胃湿热证胃黏膜病变程度与脾胃虚寒证相比差异无统计学意义（$P>0.05$），但脾胃湿热证具有缓解的趋势。认为 CagA 及 Cox-2 可能参与 CAG 合并 HP 感染患者脾胃湿热证的形成，脾胃湿热证在 CAG 合并 HP 感染早期进展中具有重要作用，此为探讨脾胃湿热证在 CAG 进展中作用机制提供一定的依据。

第六节 湿热证与血液流变学、甲皱微循环关系的研究

一、血液流变学

众多研究表明慢性胃病不同证型都存在血流变的异常,而脾胃湿热型更为突出。其中对 73 例慢性胃病湿热证、脾气虚证患者进行血液流变学对比观察,发现脾气虚证以低血液黏度、低血细胞压积为特点;而脾胃湿热证则以高血黏度、高血凝、高血细胞压积为特点,表现出浓、稠、凝的血液流变学特征。

研究结果表明,脾胃湿热型表现为全血黏度高切变,全血黏度低切变,血浆黏度指标均高于正常组,红细胞电泳时间延长,四项指标均有显著意义。血液流变学异常程度为脾胃湿热型>肝郁气滞型>脾胃虚弱型。

观察了肾炎湿热型模型血流变情况,发现湿热型常伴血浆比黏度、红细胞沉降率、K 值增高,血小板一相、二相及最大聚集率均明显增高,病理切片显示肾小球内有微血栓形成,说明湿热与血液高黏、凝关系密切。研究发现湿热组全血黏度比高切、全血黏度比低切、血浆黏度、纤维蛋白原等指标明显高于非湿热组,提示湿热组凝血机制障碍。在制作家兔肾炎湿热证模型时观察到第 8 周时造型组红细胞沉降率及 K 值均明显高于正常对照组。

慢性非特异性结肠炎湿热证患者血液流变学的改变。发现湿热证患者全血黏度、血浆黏度、纤维蛋白原指数均较对照组明显升高。认为慢性非特异性结肠炎湿热证患者血液存在浓、黏、聚等状态。

二、甲皱微循环

观察湿热、肝郁、阴虚三组甲皱微循环变化情况,发现各项检查中均有不同程度异常,湿热证组出现管径增宽,血流量增多的情况。观察 40 例慢性乙型活动性肝炎(CAHB)湿热瘀毒证患者的甲皱微循环,发现 CAHB 湿热瘀毒证患者均有明显的甲皱微循环障碍,与正常人相比有显著的差异。其中

以畸形管祥数、血液流速、流态、渗出、出血、血细胞聚集、血色等方面改变尤为显著。

检测类风湿关节炎患者的甲皱微循环,结果发现属痹证湿热蕴结型患者甲皱微循环管绊数目明显增多、横径增宽、血流色泽偏红、流速增快、运动计数增多。

第七节　湿热证与尿液检查关系的研究

研究认为湿热是肾脏病发病的一个重要因素,其中感染性疾病、肾小球疾病、肾小管疾病以及肾、输尿管和膀胱结石、肿瘤等病理变化,尤其是感染、蛋白尿、尿素氮和肌酐的升高都与湿热有关。尿液的一般性状检查中湿热所致的尿液多混浊,色黄或黄赤,甚至解小便时有灼热感。湿热还可以引起小便的沉渣和生化异常,如白细胞尿多因感受外邪或湿热下注;一般透明、颗粒管型尿多属肾气亏虚,湿浊或湿热内留;乳糜尿常为嗜食肥甘,脾胃受损,湿热内蕴,或外受湿热之邪等。

通过对 102 例慢性肾衰竭中医辨证分型与实验室检查关系的研究,测定纤维蛋白降解产物(FDP)、尿抗体包裹细菌试验(ACBT)、血及尿 β_2-微球蛋白(β_2-MG)、尿血渗比、尿圆盘电泳等,按中医辨证分型进行对比分析,发现湿热型 ACBT 阳性率最高,明显高于其他各型($P<0.05$)。建议 ACBT 加中段尿培养可作为湿热型辨证的客观指标。

通过 87 例慢性肾炎的临床对比观察,发现肾炎湿热证组尿唾液酸(SA)、尿 N-乙酰 β-氨基葡萄糖苷酶(NAG)含量明显高于非湿热组,($P<0.05$)。16 例慢性肾炎急性发作型均表现为湿热。其尿 SA、尿 NAG 水平均显著高于非湿热组($P<0.001$),且尿 SA 与尿 NAG 呈显著性相关,并与尿蛋白量相平行。经单味清热利湿药黄蜀葵花半浸膏片治疗后,湿热证组尿 SA、NAG 及 24 h 尿蛋白定量均明显低于治疗前,且治疗后各数值下降幅度均较非湿热证组显著,其中尤以急性发作型各指标降幅最为显著。由此可见,尿 SA、NAG 的动态变化与慢性肾炎湿热证,尤其是急性发作型的转归呈一致性,可作为判断疗效的参考指标。

研究慢性肾炎湿热组肾小管的功能,其中湿热证组 55 例,非湿热证组 40 例,入院后 3 天留晨尿检测,以放射免疫法测定 β_2-MG,pNp 法测定 NAG,比浊法测定溶菌酶,冰点渗量计测定尿渗透压等指标,结果湿热证组尿 β_2-MG 水平、NAG、溶菌酶水平明显比非湿热组高,尿渗透压湿热证组则低于非湿热证组。结论是 β_2-MG、NAG、溶菌酶和尿渗透压可作为慢性肾炎湿热证的客观指标,指标的异常改变可反映湿热病理的严重性。

对 40 例表现为湿热证的慢性肾小球疾病进行血浆及尿白介素-6(IL-6)测定。发现湿热证血浆及尿 IL-6 显著高于健康人及虚证组($P <$ 0.01)。认为血浆及尿 IL-6 增高可作为慢性肾小球疾病湿热证辨证的客观指标之一。

湿热证大鼠肾内髓水通道蛋白 2(AQP-2)和尿液 AQP-2 与湿热证中"湿"形成的关系。发现湿热证模型组 AQP-2 水平较正常组明显降低,尿液 AQP-2 蛋白的排出量与肾脏 AQP-2 蛋白的表达量有着良好的相关性。认为模型组大鼠肾脏 AQP-2 的减少与湿热因素造模有着密切联系,尿液 AQP-2 含量可以反映肾内髓 AQP-2 蛋白的水平,而 AQP-2 可作为湿热证湿偏重与否的重要检测指标之一。

研究脾胃湿热证湿、热偏重型之间 AQP-2 在尿液中的变化及在肾脏组织中表达的变化规律。发现湿偏重组尿液 AQP-2 含量明显减少,热偏重组尿液 AQP-2 含量明显增加,而且热偏重组尿液 AQP-2 含量更高。AQP-2 在肾脏的表达中,湿偏重组肾脏内外髓集合管、远曲小管管壁上 AQP-2 表达明显比正常组减少,热偏重组表达最多。其认为 AQP-2 对于脾胃湿热证"湿"的形成,湿、热的量化,判断湿、热的偏重具有重要的作用。

观察慢性原发性肾小球疾病的患者,湿热组和非湿热组尿单核细胞趋化因子 1(MCp-1)、IL-6 之间有无差异,从而探讨湿热证和 MCp-1、IL-6 的关系。发现原发性肾小球疾病湿热证患者较非湿热证患者尿 MCp-1、IL-6 水平高($P <0.05$)。因此认为湿热证和肾脏的免疫发病机制可能存在关系,不仅包括细胞因子,还包括趋化因子。

总观上述,近年来在湿热病证的实验研究上进行了大量卓有成效的工作,通过密切结合临床实际,对中医辨证属于湿热型的肝炎、胃炎、肾炎等病例,开展症状体征、生化指标和组织形态等方面的观察研究。因此其所得结果,更具有说服力,令人置信。毫无疑问,既往所取得的成果,不仅为临床和新药开发等提供了一些富有意义的实验依据,还能进一步揭示"湿热证"的本质。当然,从研究的广度和深度来看,还存在着诸多不足之处,特别是对于"湿热"作为一种致病因子,其实质究竟是什么?"湿热证"诊断的特异性指标又是什么?如何进行定性、定量的检测?这些带有根本性的问题,有待今后进一步加强研究,逐步予以阐明。总之,任重而道远,但这毕竟是一项很有意义的科研工作,愿同道共同不懈努力,以期取得突破性的进展。

参考文献

[1]邢玉瑞,张喜德,孙理军,等.中医经典词典[M].北京:人民卫生出版社,2016.

[2]李振吉.中医药常用名词术语辞典[M].北京:中国中医药出版社,2001.

[3]盛增秀,庄爱文.中医湿热病学[M].北京:人民卫生出版社,2020.

[4]万友生.万氏热病学[M].北京:中国中医药出版社,2016.

[5]张存钧.热病经验选集[M].太原:山西科学技术出版社,2015.

[6]严世芸.中医各家学说[M].北京:中国中医药出版社,2003.

[7]王洪图.黄帝内经研究大成[M].北京:北京出版社,1995.

[8]谷晓红,马健.温病学(新世纪第5版)[M].北京:中国中医药出版社,2021.

[9]张仲景,王叔和.金匮要略方论[M].北京:人民卫生出版社,2012.

[10]李中梓.医宗必读[M].郭霞珍,整理.北京:人民卫生出版社,2006.

[11]刘完素.素问玄机原病式[M].北京:人民卫生出版社,2005.

[12]李东垣.内外伤辨惑论[M].北京:中国医药科技出版社,2011.

[13]李士懋,田淑霄.火郁发之[M].北京:中国中医药出版社,2012.

[14]李士懋,田淑霄.汗法临证发微[M].北京:人民卫生出版社,2011.

[15]李士懋,田淑霄.平脉辨证温病求索[M].北京:中国中医药出版社,2019.

[16]张介宾.景岳全书[M].上海:上海科学技术出版社,1959.

[17]吴鞠通.温病条辨[M].北京:人民卫生出版社,1963.

[18]王文竹,杨忠华.邪层次病机证治探讨[J].中国中医药现代远程教

育,2021,19(5):131-133.

[19]李兰,吕波,高林.基于中医经典理论的分消走泄法治疗湿热病渊源探讨[J].时珍国医国药,2018,29(4):177-179.

[20]江文涛,王家平.浅谈湿邪在中焦脾胃病中的重要地位[J].新疆中医药,2022,40(6):81-83.

[21]冯雪梅.温病湿热证证候规范化研究[D].广州:广州中医药大学,2007.

[22]焦振廉.关于"湿热证"的历代研究[J].陕西中医药大学学报,2018,41(5):19-24.

[23]张超.祛湿法的发生学原理研究[D].济南:山东中医药大学,2023.

[24]厍宇.吴鞠通论湿温及其治湿法的研究[D].北京:北京中医药大学,2012.

[25]李士懋,田淑霄.宣展气机解郁透邪为治疗温病之要义[J].河南中医,1988,2(13).2-5.

[26]张雨晨.论薛雪《湿热病篇》对湿热病痉厥证辩证论治的贡献[D].成都:成都中医药大学,2017.

[27]唐梁,向琪.从《湿热病篇》谈温药在湿热病中的应用[J].四川中医,2015,(33)6:20-22.

[28]王仕奇,韦姗姗,黄睿珏,等.从祛湿诸法谈湿邪的治疗[J].环球中医药,2020,7(13):1225-1229.

[29]钟叙春.湿热体质研究进展[J].时珍国医国药,2018,12(29):3004-3006.

[30]倪磊,尚晓玲.湿热体质与相关疾病、体质的关系研究[J].吉林中医药,2020,(40)11:1442-1444.

[31]王雪可,李天星,张潞潞,等.湿热体质相关病症及方药应用探析[J].中华中医药杂志,2023,38(12):5845-5850.

[32]董思颖,孟翔鹤,王济.国医大师王琦辨湿热体质论治疾病的临床思路[J].中华中医药杂志,2021,36(4):2089-2091.

[33]杜松.当代瘟疫诊疗实践对温病理论的继承与创新研究[D].北京:中国中医科学院,2007.